REPONSE
EN FORME DE
DISSERTATION
A UN THEOLOGIEN,

QUI DEMANDE CE QUE veulent dire les Sceptiques, qui cherchent la verité par tout dans la Nature, comme dans les écrits des Philosophes ; lors qu'ils pensent que la Vie & la Mort sont la même chose.

Où l'on voit que la Vie & la Mort des Minéraux, des Métaux, des Plantes & des Animaux, avec tous leurs attributs, ne sont que des façons d'être de la même substance, à laquelle ces modifications n'ajoûtent & n'ôtent rien.

Par le Sieur GAULTIER, Medecin à Nyort.

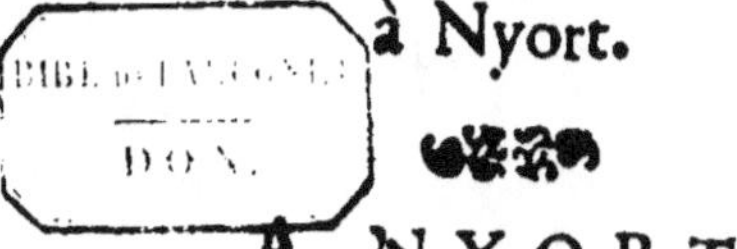

A NYORT,
Chez JEAN ELIES, Imprimeur Marchand Libraire 1714.

AVIS.

L E Philosophe qui donne au Public cette Réponse, en forme de Dissertation Physique, où il montre que la Vie & la Mort sont la même chose, ne prétend parler que des Animaux, des Plantes, & des Minéraux ; n'ayant pas dessein de confondre l'Homme avec la Bête, ni dans la Vie, ni dans la Mort ; ni de donner la moindre atteinte à tout ce que la Foy & la Religion enseignent de la spiritualité & de l'immortalité de l'ame. S'il donne une liberté aux Animaux, il entend une liberté naturelle, en ce qu'ils agissent d'eux-mêmes, sans violence ; & si ce petit Ouvrage ne peut éviter la censure & la mauvaise humeur des Critiques, l'Auteur avertit, qu'il n'a pas eu la présomption de croire, qu'il fut au goût de tout le monde.

APPROBATION.

JE souffigné F. Dominique Barrault, Docteur en Théologie, & Gardien du Convent des PP. Cordeliers de la Ville de Nyort, certifie avoir lû un Manuscrit intitulé, *Réponse à un Théologien, en forme de Dissertation, sur les sentimens des Sceptiques*; où je n'ay rien trouvé qui puisse empêcher l'impression. A Nyort, ce 1. May 1714. **D. BARRAULT.**

Approbation du R. P. Verdin, Religieux de l'Ordre des Freres Mineurs, Professeur en Philosophie, & Bachelier en Théologie.

J'AY lû un Manuscrit intitulé, *Réponse à un Théologien, en forme de Dissertation, sur les sentimens des Sceptiques*: Cet Ouvrage est écrit d'une maniere si solide, qu'on ne peut douter que la lecture n'en soit fort utile, & qu'elle ne plaise au Public. A Nyort, ce 1. May 1714. *Signé*, Fr. P. L. VERDIN.

VEU les Approbations cy-dessus, permis d'imprimer. A Nyort, ce 2. May 1714. *Signé*, CHEBROU.

RÉPONSE
EN FORME
DE DISSERTATION,
sur les sentimens des Sceptiques.

POUR ne pas tenir d'avantage vôtre esprit en suspend, sur les sentimens des Philosophes Sceptiques, qui pensent comme vous le sçavez, Monsieur, que la Vie & la Mort sont la même chose : Je vous diray d'abord que le fondement de leur Philosophie est, qu'il n'y a dans la Nature qu'un premier principe, ou qu'une substance, dont les attributs essentiels sont par tout semblables ; que cette substance est la base & le fondement de tous les Etres qui y sont ; que son essence nous est absolument inconnuë ; qu'elle est étenduë , ayant ses parties les unes hors des autres ; qu'elle est imperceptible & divisible ; qu'elle est impénétrable ; puisqu'un pied cubique de cette substance , joint à un autre pied cubique , n'en sçauroit jamais faire un pied cubique seulement ; qu'elle est aveugle , insensible , & sans connoissance , & non pourtant sans force ny vertu ; qu'elle est indifferente à être cecy ou cela ; qu'elle est mobile & pliable en tous sens ; & que , comme un Prothée , elle est susceptible de toutes sortes de formes , n'y ayant rien , qui n'en puisse naître ; mais faisant tout néeessairement sans sçavoir ce qu'elle fait : Ses ordonnances , pour ainsi dire , & ses arrêts , consistant en ce qu'elle execute seulement ses éfets , aprés en avoir exactement établi les causes.

Ne vous semble-t'il point déja , Monsieur , que cette substance , soit qu'elle engendre les corps , soit qu'elle les corrompe , est toûjours la même , comme de la cire que l'on dispose differemment : car elle n'est nulle part sans ses attributs essentiels ; & que la difference qui arrive dans ses générations & dans ses corruptions, ne vient que des qualitez sensibles, qu'elle prend & qu'elle perd à succession de temps. Mais si ces qualitez sensibles, comme les Sceptiques le soûtiennent, ne sont point dans les objets, où nous les raportons, & qu'elles ne soient rien dans ces objets, que de pures illusions, il faut que la substance, qui se corrompt, soit la même que celle qui s'engendre; ainsi la substance qui est morte, ne doit point differer de celle qui est vivante; par consequent la Vie & la Mort sont une seule & même chose, ou une même substance.

Afin de mieux entendre leur doctrine, & donner le dénoüement de vôtre difficulté, il faut premierement sçavoir, comme ils expliquent les qualitez sensibles, ou ce que nous sentons à la présence des objets; puis l'on raportera des instances qui éclairciront la pensée des Sceptiques, où l'on verra que la Vie & la Mort ne sont point differentes.

CE que nous sentons à la présence des objets, est un sentiment qui n'est point ailleurs qu'en nous ; qui n'est nullement dans les objets, où nous le raportons, & qui ne leur ressemble point du tout. L'épingle qui nous pique, en est un exemple ; car on ne peut dire que le sentiment douloureux qu'elle cause, soit dans l'épingle, ni qu'il luy ressemble. Il en est de même des autres sens, du goût que nous avons quand nous bûvons du Vin, où que nous mangeons des Viandes ; de nôtre odorat, quand nous respirons les fumées des corps odorans ; de nôtre oüie, quand l'air émû entre dans nos oreilles ; & de nôtre vûë, quand les corps colorez & lumineux agissent sur nos yeux. Ainsi les sensations & les idées qu'excitent en nous les objets exterieurs, par l'entremise de nos sens, ne sont point ailleurs qu'en nous, & ne peuvent être dans les objets, ni leur res-
sembler

sembler du tout. C'est sur ce principe
que nos Philosophes soûtiennent ce Paradoxe : *Bien loin*, disent-ils, *que toutes
les choses qui paroissent, soient existen-
tes, rien au contraire de ce qui paroît
n'existe* ; voulant dire, que tout ce qui
paroît, s'y diversifié aux yeux & aux autres sens, ne peut être qu'en nous, en
tant que nous sommes capables de sentiment, & n'est point du tout dans les objets, ou dans la substance, à laquelle
nous le raportons ; puis qu'elle est toûjours trés - uniforme, en tout ce qu'elle a
d'essenciel.

Ce qui semble décider nettement, que
ce que nous raportions aux objets n'y
est point, & ne peut même y avoir de
ressemblance, c'est la diversité des sentimens que nous en avons, & les differens
jugemens que nous faisons des mêmes
choses : Car il n'est pas possible, qu'un
même objet, qu'il soit objet de la vûë,
de l'ouïe, de l'odorat, du goût, ou de
l'attouchement ; il n'importe, contien-
ne en même instant toutes les varietez,
que cet objet présente aux sens de di-

B

verſes perſonnes, qui en jugent. Ainſi il eſt impoſſible & contradictoire, que ce que nous raportons aux objets, ſoit dans ces objets, qu'il y ſoit en le moment s'y diverſifié, & qu'il y ait de reſſemblance.

Si aprés être aſſûré par l'experience, que nos idées & nos ſentimens ne ſont point dans les objets, où nous les raportons, nous jetterons les yeux ſur l'eſprit de l'homme, qui eſt le ſujet de nos idées, nous verrons, qu'entent qu'il eſt une créature, il ne peut être un premier principe d'action : il ne peut donc agir que par des cauſes exterieures, ſans quoy il eſt tranquille & dans l'inaction, à peu prés comme il l'eſt dans le ſomeil, où il n'eſt point traverſé de ſonges ; ainſi l'eſprit n'agiſſant que par des cauſes exterieures, & l'action de ces cauſes ſe terminant en luy-même, il en reſulte des ſenſations & des idées qui ne peuvent ſe trouver ailleurs qu'en nous. Qu'on le prenne comme on voudra, ſoit de la part des objets, ſoit de la part du principe de nos ſenſations, les Sceptiques prouvent, ou prétendent prouver que nos

senfations & nos idées nous appartien-
nent, & qu'elles ne réprefentent point les
objets tels qu'ils font ; bien que nous les
raportions hors de nous, femblables à
ce que nous nous les imaginons. D'où
il fuit, que nous ne pouvons rien fçavoir
des chofes de dehors ; & que nous ne
connoiffons que les paffions & les per-
ceptions, que les objets exterieurs produifent en nous, & qui ne peuvent être
ailleurs, qu'en nous. En effet nous ne fça-
vons point affez, fi l'Homme a naturellement le cerveau fait de forte, qu'il ne
trouve pas tant, ce qui eft abfolument
vray, que ce qui luy convient, & qui
s'accomode à fa nature.

Ce qui femble confirmer leur penfée,
c'eft qu'ils prétendent que l'efprit ou l'a-
me de l'Homme, eft comme fon corps,
une produdtion de la nature, ou de la fubftance univerfelle, qui feule fait la réalité de tous les Etres qui font dans le mõde.
Comme cette fubftance eft originairement infenfible, & qu'elle ne fçait
ce qu'elle fait quand elle agit, il faut que
la connoiffance qui naît de fes ouvrages,

foit non-feulement fort incertaine; puis
qu'elle vient d'une caufe fi variable : mais
qu'elle foit encore dans le fujet qui connoît, fans que ce fujet puiffe dire que fes
fenfations où fes idées reprefentent les
chofes précifément comme elles font.

---

*LA CONNOISSANCE QUE
nous avons d'un objet, confifte dans le
fentiment qu'il nous caufe.*

Vous voyez, Monfieur, par cette
Philofophie, que nous ne connoiffons que les paffions & les fentimens, que
les objets produifent en nous ; & que
nous n'avons point d'autre connoiffance des Etres extérieurs , fi non qu'ils
font capables d'exciter en nous des fenfations qui fe diverfifient, felon les divers
temperamens où nous fommes. D'où il
paroît, que les objets extérieurs font comme couvers d'un voile que les yeux &
les autres fens ne fçauroient percer ; &
que la fubftance dont nous parlent les
Sceptiques, qui eft fous ce voile, eft une
fubftance imperceptible , inconnuë , &
abfolument

abſolument incomprehenſible ; bien qu'-
elle ſeule faſſe la verité & la réalité des
choſes. En effet, ſelon ces Philoſophes, il
n'y a rien de réel, ni de vray, que cette
ſubſtance ; & tout ce qui la caractériſe,
n'eſt que modes, qu'incertitude, & qu'-
inconſtance. C'eſt pourquoy ils nous di-
ſent que la verité eſt comme dans le fond
d'un puy, & qu'elle eſt ſi méconnoiſſa-
ble, que quand même elle ſe préſente-
roit à nos yeux, nous ne ſçaurions la réconnoître ; parce que le menſonge ſe préſente à l'eſprit ſous les mêmes couleurs ;
& qu'on n'a point encore trouvé la marque certaine, à laquelle on la puiſſe connoître, & la diſtinguer de la fauſſeté.

L'EVIDENCE N'EST POINT
la marque de verité.

C'Eſt pour cela que les Sceptiques
combatent opiniâtrement l'évidence, qui eſt aux Dogmatiques, la marque
caractériſtique de la verité. Car ils ſoûtiennent que laverité ne ſe peut pas plus
connoître par l'évidence, que par toute

C

autre voye ; puisque nos sensations & nos idées, lors même qu'elles sont les plus claires & les plus distinctes, ne réprésentent point les objets, tels qu'ils sont. En effet les objets n'agissent sur nos sens, que par leurs surfaces exterieures ; ainsi ils n'en peuvent faire comprendre la nature ou l'interieur. Bien plus, un même objet fait souvent voir des idées dissemblables, quoy qu'il agisse de la même sorte sur un de nos sens, quand il est de diverse constitution; c'est pourquoy l'un en juge d'une maniere, & l'autre d'une autre. Pour voir donc les choses clairement, & avec évidéce, il n'est pas nécessaire qu'elles soient telles qu'on les voit ; puisqu'il y en a, qui avec autant de clarté les voyent & les sentent en même temps d'une maniere toute contraire. Cela fait qu'on ne peut distinguer par la netteté des idées que nous avons de l'objet, ce qui en est, & ce qui n'en est pas ; ni assûrer que celuy-cy, plûtôt que celuy-là en a la veritable connoissance. Aussi tout ce que nous en aprenons, se réduit aux sentimens intimes qu'il cause en nous, & c'est tout ce que nous en sçavons de certain : d'où l'on voit, que bien loin de connoître l'objet, nous ne le connoissons pas même d'une maniere qui aproche de la vray-semblance ; puisque nous n'en apercevons que les sentimens qu'il excite en nous ; & qu'il n'est pas possible que ces sentimens, que l'un à d'une maniere, & l'autre d'une autre, y ayent du raport.

Puis qu'il n'y a rien de vray ni de réel, selon cette Philosophie, que la substance qui remplit l'Univers, & que les qualitez sensibles que nous raportons aux objets n'y sont point ; il faut que ce qui fait la difference des Etres, qui sont dans le monde, ne soit que modes & qu'aparances. Ainsi il n'est plus difficile de voir comment l'entendent les Sceptiques, quand ils disent que la Vie & la Mort sont la même chose ; mais cela s'aprendra mieux par des exemples.

L'eau d'un Moulin nous servira d'une preuve d'autant plus sensible, que l'exemple est grossier & palpable. L'eau qui est au dessus du cours est claire, transparente, tranquille, & comme dormente ; au lieu que dans le cours elle se meut avec rapidité , elle se brise, elle bondit, elle s'élence, & elle réjaillit en mille & mille goûtes ; elle écume, elle perd sa transparence, elle blanchit, & elle boüillonne avec beaucoup de murmure: au dessous du cours elle reprend les mêmes qualitez qu'elle avoit au-dessus, & quitte celles qu'elle avoit dans le cours. Cependant on ne sçauroit disconvenir qu'au dessous du cours ce ne soit la même eau , que celle qui étoit au dessus ; & que celle qui étoit au dessus, ne soit la même , que celle qui étoit dans le cours. Les qualitez sensibles que cette eau acquiert dans le cours , & qui la rendent si differente de celles qu'elle a au dessus, & au dessous du cours, n'empêchent donc point que ce ne soit la même eau dans le cours, au dessus & au dessous du cours. Ainsi, suposant que l'eau dans le cours fût vivante, & qu'elle fût morte au dessus & au dessous du cours, ne seroit-il pas vray que la Vie & la Mort de cette eau seroient la même chose , ou la même substance ; car les qualitez sensibles qu'elle acquiert dans le

cours, & qui feules la differencient de cè
qu'elle eft au deffus & au deffous du cours,
ne font rien à l'eau,& ne changent point
fa nature.

Il en eft de même de la Vie & de la
Mort du feu, qui eft un levain ou une effence trés - active, qui convertit vîte en
une nature femblable à la fienne, les cho-
-fes combuftibles , fur lefquelles il agit:
Qu'on le regarde dans le Ciel, quand il
forme des éclairs ou d'autres feux , ou
qu'on le confidere fur la terre, quand il
embrafe & confume les matieres combuftibles, c'eft toûjours la même fubftance,
celle qui eft embrafée , & celle qui s'en
va en fumée ; puifqu'entre la flâme & la
fumée,il n'y a de diverfité qu'en aparence,
& que ces chofes ne font pas plus diffe.
rentes entre-elles, que l'eau du cours du
Moulin l'eft, de celle qui eft au deffous
du cours.

LES MINERAUX SE FORMENT DE
Germes , qui naiffent dans la terre.

LEs Terres qui engendrent du Vitriol,
de l'Alum, du Nitre, & d'autres Mi-

néraux, so it empreintes d'un germe, ou d'une disposition interieure, qui sert à les produire, comme leurs propres fruits. La vie de ce germe, qui se connoît à ce qu'il produit, n'est point distinguée de la vertu, qui est dans ces terres, de changer en sa nature l'Eau, l'Air ou les Exhalaisons qui se trouvent dans la Sphére de son action : ainsi ce n'est point, parce qu'il se rencontre dans l'Air & dans l'Eau, des matieres Alumineuses, Vitriolées & Nitreuses, qui adherent à des matieres convenables par leur pores & par leur tissures, que s'engendrent les Minéraux, comme on le croit communément ; puisque ces pores & ces tissures sont des choses mortes & sans vie, incapables de produire de Minéral. L'exemple qu'aportent les Chymistes, du sel fixe de tartre qui s'imbibe d'eau, quand on l'expose à la cave, ne sert de rien, pour en expliquer la génération : Car si la chose se faisoit ainsi, il n'y auroit' guére qu'à souffler dessus, comme sur de la poussiere, pour la faire élever & dissiper le corps d'un Minéral. Comme

donc cela n'arrive point, & que les parties des Minéraux sont liées ensemble,
comme celles des autres mixtes, il faut
dire, qu'ils naissent de même, de principes interieurs, qui préparent & digerent
les matieres, qui sont propres à s'y convertir. Or c'est par l'entremise de ces pré-
parations & de ces digestions, que la nature forme & unit ensemble les parties
des Minéraux ; & cela d'une maniere que
nous ne voyons ni ne connoissons point.
En effet, qui pourroit dire ce qui fait la
cohesion des parties des Minéraux, des
Plantes & des Animaux, & ce qui tient
unies les parties du fer ou du diament,
expliqueroit une des difficultez capitales
de la Physique : il n'est donc ni vra-isem-
blable, ni nécessaire, pour faire des Minéraux, qu'il y ait dans l'air des particules, qui soient de leur même nature, afin
de s'atacher aux terres, où ils se trouvent,
comme des particules d'eau se concen-
trent dans le sel de tartre, ou comme la
poussiere s'atache aux murs & aux habits : Car il y a des terres qui ont la vertu de tourner en Minéral l'Air & l'Eau,

comme le levain tourne la pâte en levain;
& le vinaigre, le vin en vinaigre. Puis
donc que les Minéraux se font de l'Air
& de l'Eau, qui en sont comme la matiere
premiere, ils ne different de ces Elemens
qu'en aparance, que par des modifications & des manieres d'Etre : par consequent leur Vie & Mort, qui se connoif-
fent, à ce qu'ils ont la propriété de produire leur semblable; & à ce qu'ils ont
perdu cette proprieté, n'empêchent
point qu'ils ne soient dans l'un & l'autre
état, la même chose ou la même substance.

_______ _______ _______

LES MÉTAUX VIENNENT
de certaines essences, que des terres
produisent.

L'On en peut dire ainsi des Métaux;
car ils se produisent comme les
Minéraux, d'une terre, qui avec l'Eau &
l'Air en fait toute la nature; comme on
le voit dans les Mines de Fer, de Plomb,
d'Etain, d'Argent, &c. Puisque, quand
on travaille à ces Mines, & qu'on en a
épuisé tout le Métal, la terre qui reste

à

à monceaux, exposée à l'air & à la pluye, s'empreint & se charge du même Métal avec le temps ; ensorte qu'on en peut tirer de l'Argent, de l'Etain, comme auparavant ; sans que ces terres perdent la vertu de les rengendrer de nouveau : ainsi les Métaux, comme les Minéraux, viennent de certaines terres, dont la vertu paroît animée & vivante, en ce qu'elle convertit l'Air & l'Eau, qui se mêlent parmi ces terres, en la nature du Métal, qui lui est propre ; augmentant ainsi le poids des terres, & faisant croître & pousser le Métal comme s'il étoit une plante.

LA PIERRE PHILOSOPHALE,
si elle est, montre évidemmens que la
Vie & la Mort des Métaux sont la mê-
me chose.

SI ce que content les Alchymistes de leur Pierre Philosophale n'étoit point fable & extravagance, l'on verroit manifestement que la Vie & la Mort des Métaux sont une seule & même chose. Car ils disent qu'après une longue suite

d'operations plus ennuyeuſes que péni-
bles, qui demandent pourtant la derniere
exactitude ; il leur vient enfin une poudre,
ou une pierre, dont les vertus ſont ſi ex-
traordinaires , que quand on en fait la
projection ſur des Métaux imparfaits,
comme ſur de l'argent-vif, lors qu'il eſt
fumant & comme boüillant, elle ſe fond
par deſſus, comme de l'huile, qui en pénétre alors tous les pores , & réduit le
corps du Mercure en une ſubſtance, ſemblable à celle de la poudre, tout comme
le feu réduit le bois en feu. A les en croire,
leur poudre de projection , qu'ils peuvent ainſi multiplier tant qu'ils veulent,
a encore des vertus bien plus relevées ;
puis qu'elle eſt une Médecine univerſelle,
capable de guérir les maladies les plus
déſeſperées. S'ils fondent leur poudre ou
leur pierre au creuſet, elle devient Or ou
Argent , ſelon qu'elle eſt pour le rouge
ou pour le blanc : mais elle perd par la
fuſion ſa premiere vertu , & n'eſt plus
alors en état de faire la tranſmutation
des Métaux, ni de ſervir d'une ſi excel-
lente Médecine. Cette Pierre ou cette

Poudre de projection eſt donc vivante ;
puis qu'elle convertit en ſa propre ſubſtance les Métaux imparfaits, & elle eſt
morte, quand il s'en eſt fait par la fonte
un lingot d'Or ou d'Argent : Ainſi il eſt
clair que la Pierre & le Lingot, ou la Vie
& la Mort de ce mixte, ne différent que
par des changemens de tiſſures, & ne ſont
au fond qu'une même ſubſtance.

LA SEVE CONSTRUIT,
& fait tout dans les plantes.

LA Vie & la Mort des plantes ne different pas autrement : car il n'y a
point de plante, qui ne prenne ſon origine d'une ſéve, d'une eſſence, ou d'une
forme ſubſtantielle, tout cela eſt la même choſe ; & point de ſéve qui ne vienne de l'Air, de l'Eau, & de la Terre. L'humeur, qui naît immédiatement de ces
Elemens, eſt d'abord indéterminée &
ſans forme, c'eſt-à-dire, qu'elle n'eſt pas
capable de rien produire ; mais par ſon
ſéjour & ſon croupiſſement, elle ſe digére, elle prend forme peu à peu, & aquiert
enfin la qualité d'une eſſence, qui peut

convertir en une substance, semblable à la sienne, l'humeur qui se trouve là autour, comme le feu convertit en feu le bois, sur lequel il agit. Cette séve ou cette essence augmentant ainsi son volume, & continuant à se digerer, forme d'abord quelques fibres ligneuses, avec une sorte d'écorce : mais comme l'Eau, l'Air & la Terre fournissent toûjours à cette séve des choses informes, qui prennent bientôt la nature de la séve, où elles se mêlent : cette séve enfin, par plus d'abondance & plus de digestion, produit toute la plante, bois, moüelle, écorce, &c. Car la séve est le principe de vie de la plâte, & en fait tout le méchanisme, à peu prés comme la substance universelle fait, selon les Sceptiques, toute la structure de l'univers.

Puisque la séve produit toute la plante, encore que ses parties soient fort differentes, & qu'elle se nourrit de l'Eau, de la Terre & de l'Air, qu'elle convertit en sa propre substance ; il est à présumer que ces Elémens, qui n'ont point de vie dans leur premiere origine, deviennent vivans,

sitôt

fi tôt qu'ils entrent dans la compofition de la féve, & qu'ils ne font plus qu'un même corps avec elle. La Vie de la plante vient donc d'une chofe morte, comme la Mort vient d'une chofe vivante : Ainfi ce qui fait la Vie de la plante, eft la même chofe, que ce qu'étoit auparavant fans Vie ; & ce qui en fait la Mort, ne differe en rien de ce qu'étoit auparavant fa Vie. La Vie & la Mort de la plante ne font donc differentes qu'extérieurement, par des modifications, des changemens de tif- fure, & des qualitez fenfibles ; au lieu qu'elles font une feule & même chofe, par tout ce qu'elles ont d'interieur, de fub- ftantiel, & de réel,

LE BLANC DE L'OEUF FOUR- nit au germe qui eft dans la cicatrice du jaune, de quoy engendrer le Poulet.

IL n'y a pas d'autre difference de la Vie & de la Mort des Animaux : pour fe le perfuader, on n'a qu'à jetter les yeux fur le blanc de l'œuf, qui eft une fubftance fimilaire, infipide, molle, diaphane, & fans couleur. Dans quinze jours ou trois

E

femaines , il fe fait pourtant un Poulet d'une chofe fi fimple & fi femblable; or cela ne fe peut faire , que la fubftance du blanc de l'œuf ne foit réellement la même que celle qui compofe le Poulet ; bien que fes parties foient fi differentes en goût, en couleur, en confiftence, &c. ainfi l'une & l'autre de ces fubftances, du blanc de l'œuf, & des parties du Poulet , ne peuvent differer que par des changemens de tiffure , par des qualitez fenfibles , & par des aparences ; comme la mort du Poulet ne differe de fa vie, que par de nouvelles décorations , & de nouveaux arrengemens, qui ne font rien à proprement dire, & qui n'empêchent point, que ce qu'il y a de réel & de fubftantiel dans la mort du Poulet, ne foit toute la même chofe, que ce qu'il y avoit auparavant de réel & de fubftantiel dans fa vie.

COMMENT SE FONT LES Séves , ou les Effences.

EN effet, les féves ou les effences des chofes viennent toutes du cahos, où

elles rentrent aprés avoir fuivi leur defti-
nation ; car elles fe forment des particules de la grande maffe de l'Air, où font
comprifes l'Eau & la Terre ; d'abord elles
ne font pas plus capables de produire
d'effets , que les moindres parties de l'Air
ou de l'Eau ; cependant , felon les temps
& les circonftances , elles s'échauffent &
fe digerent : en forte qu'elles s'uniffent &
forment un tout , comme de concert , qui
eft propre à la façon des levins à tourner
en une fubftance , comme la fienne , l'humeur qui s'y mêle , & qui fe trouve là au
tour. Quand cette féve ou cet humide radical eft une fois engendré , & qu'il s'eft
exalté en une forme fubftancielle ; alors
cette féve fe fait connoître par des attributs qui conviennent exactement avec
l'efpece , dont elle eft : Car l'Air & l'Eau
luy fourniffent dequoy pouffer & s'au-
gmenter ; puis cette féve ou cet humide
radical , qui croît en volume & qui pouf-
fe de plus en plus fes productions , paroît
enfin fous la forme d'un animal , d'une
plante , &c. Mais comme c'eft la fatalité
& la deftinée de toutes les chofes , qui
naiffent naturellement , de tomber avec

le temps dans la diſſolution & dans la mort, il faut qu'elles retournent auſſi dans l'Air ou dans le cahos, d'où elles avoient été tirées premierement, aprés avoir parcouru tout ce qui leur eſt deſtiné par la nature ; ainſi c'eſt toûjours la même ſubſtance, celle de l'Air & de l'Eau, dont ſe forme la féve d'où vient l'Animal ou le mixte, celle du mixte, & enfin celle qui ſe réſoût, & qui s'en va du mixte dans l'air, où eſt le rendez-vous de toutes choſes. Les variétez & les differents états ſous leſquels cette ſubſtance ſe fait ſentir, ne ſont donc que des modes, des façons d'être, & des aparences qui n'ajoûtent rien à la ſubſtance, & qui ne font pas qu'elle eſt dans un temps une ſubſtance, qu'elle n'eſt pas dans l'autre. Ainſi ce que la ſubſtance eſt dans la Vie, elle l'eſt dans la Mort, comme ce qu'elle eſt dans la Mort, elle l'eſt dans la Vie : par conſéquent la Mort & la Vie ſont réellement & ſubſtantiellement la même choſe, comme les differentes modes des habits ou des coëffures, faites ou défaites, ne ſont que le drap ou la toille, dont on les fait & rien plus. Voilà, Monſieur, ce que j'avois à

dire, pour vous montrer fur quoy les Sceptiques fe fondent, quand ils enfeignent,
que la Vie & la Mort font la même chofe:
mais fouffrez que je tire quelques confequences de leur doctrine, pour l'éclaircir
d'avantage.

L'HOMME COURT TOUJOURS
aprés rien.

SI la vie des Animaux n'eft rien felon
cette Philofophie, que des modes
de leur fubftance, comme la fuite
d'un morceau de cire n'eft rien, que le
mode de la cire ; il faut auffi que les fui-
tes & les annexes de leur vie ne foient rien
non plus, que des modes ou des façons
d'être. Comme donc ces façons d'être ne
font rien de réel qui puiffe fubfifter ailleurs que dans nôtre imagination, vous
voyez aprés quoy l'homme court durant
toute fa vie. Qu'il défire, qu'il cherche,
qu'il examine, qu'il enfonce tant qu'il
voudra, tous ces objets ne font que vûës,
que phantaifies, ou modes de phantaifie.
D'où il eft clair, que fa fcience & fes défirs
font bien peu de chofe ; puifqu'ils ne font
que des modes, des façons d'être, ou des

idées de son esprit & de sa raison ; par conséquent toutes ses recherches dans les sciences, & tous les mouvemens qu'il se donne pour acquerir du bien ; tout cela, dis-je, n'est rien, & aboutit à rien. En effet, à considerer sans préjugez la raison de l'homme, qu'il estime tant ; à la considérer, dis-je, du plus beau côté, je veux dire du côté de la science, elle est trés-imparfaite ; car les Critiques y peuvent trouver la matiere de plusieurs volumes. Ainsi nous devons être convaincus de l'imperfection & de l'infirmité de nôtre raison, & dire avec Salomon : *J'ay regardé tout ce qui se faisoit sous le soleil, & voilà, tout est vanité & tribulation d'esprit.* C'est sans doute sur ce principe qu'Angelo Gabriëli, Noble Venitien fait l'éloge de l'illustre Rien. Il nous dit, que le rien nous accompagne par tout ; & que depuis nôtre naissance jusqu'à nôtre mort, nous ne sommes occupez que de rien. Aprés avoir parcouru tous les états de l'homme, & avoir dit qu'il court toûjours aprés rien, il en finit l'éloge, disant : *Que toutes les choses de ce monde s'en vont, & se raportent à rien ; qu'on ne se*

repaît, & qu'on ne s'entête que de rien;
que c'est pour rien qu'on plaide & qu'on
dispute; qu'on se tuë, & qu'on se damne;
les hommes ne remportant de leurs inquié-
tudes & de leurs travaux sur la terre,
que la honte d'avoir été les dupes de rien.

Si l'on prenoit un autre sujet que les actions & les mouvemens de l'homme, pour
confirmer que tout est vanité, & que tout
n'est rien, la beauté peut en servir d'e-
xemple; car elle est côme tous les objets de
la nature, des modes de la substance universelle. Voyons donc ce que c'est que la
beauté, qui enchante si fort l'homme, &
sçachons, si elle est autre chose que modes,
& un beau rien? Nous reconnoîtrons ce
qu'elle est, & ce qu'elle vaut, si par gradation nous remontons jusqu'à son origine. La beauté dépend entierement du
goût, & de l'opinion ; ce goût & cette
opinion viennent de nôtre temperament,
& des impressions desquelles nous sommes prévenus : ce temperament naît du
climat & desalimens que nous prenons;
& ces impressions tirent leur origine
d'une habitude à voir, & à entendre toûjours les mêmes choses; enfin si l'on re-

monte à la source de tout cela, l'on se trouve dans le cours admirable de la nature, & l'on est arrêté à la substance universelle, par où tout commence, & où tout se termine. Vous connoissez donc par là, que tout est fait sur le même patron, & que tout vient de la même substance : mais comme ce premier & ce dernier principe ; car il est le commencement & la fin des choses naturelles, fait tout aveuglement & sans connoissance : ce qu'il y a de plus beau n'est pas plus à estimer que ce qu'il y a de plus laid ; puisque les causes en sont également réelles & nécessaires, & qu'il n'y a pas plus de peine à la nature à faire l'un que l'autre. Les choses ne sont donc belles ou laides, que par raport à nôtre goût & à nos opinions ; & ne sont ni belles ni laides par raport à la nature qui les produit.

LE TEMPS OU LA DURE'E,
n'est rien qu'une succession d'idées.

J'Ajoûteray encore, que la durée de la Vie n'est point distinguée de la Vie même ; par consequent, la cessation de

cette

cette durée ne differe point de la mort : Si donc l'on divise par la pensée la durée de la Vie en des inftans, & qu'on voye que les inftans, qui en font paffez, ne font plus rien & que ceux qui font à venir ne font rien ; puifqu'ils ne fubfiftent ni les uns ni les autres: l'on trouvera, que fi la durée de la Vie eft quelque chofe, elle ne l'eft que dans l'inftant préfent où elle exifte. Si donc la durée de la Vie n'eft pas abfolument rien, elle eft au moins fi peu de chofe, qu'il femble qu'elle fe doit compter pour rien ; puifqu'elle n'eft que dans l'inftant préfent, où elle exifte.

L'on peut auffi s'affûrer que la durée de la Vie n'eft rien, fi l'on confidere la fource d'où nous vient cette durée : car on trouve que l'idée que nous avons de la durée & de la fucceffion, ne vient que de ce que nôtre efprit eft fait de forte qu'il a toûjours pendant que nous veillons diverfes idées, qui paroiffent & difparoiffent fucceffivement : Or c'eft fans doute de cette fucceffion d'idée, que nous vient l'idée de la durée ; car fi-tôt que cette fucceffion d'idée ceffe dans nôtre efprit, nous

F

n'avons aucune perception de la durée;
& elle est tout-à-fait nulle à nôtre égard :
C'est pour cela, qu'une personne qui n'a
aucun songe en dormant, ne s'aperçoit
point de la distance qu'il y a entre le moment auquel elle s'est endormie, & celuy auquel elle s'est reveillée. Mais si ses
songes luy présentent une suite d'idées
differentes, la perception de la durée
l'accompagne ; & c'est par là que nous
mesurons le temps ou la durée. Ainsi, il est
évident que la durée de la Vie n'est qu'une
idée ou qu'une simple modification de la
substance de nôtre esprit ; comme donc
cette idée n'est rien, la durée de la Vie n'est
rien non plus. Ainsi, Monsieur, les Scép-
tiques ne font point tomber la durée sur la
substance ; ils la font tomber seulement sur
les modes alternatifs de la substance ; encore parmi ces modes, s'il n'y en avoit
point qui fussent accompagnez d'intelligence, ou d'idées qui se succedassent les
unes aux autres, ils prétendroient qu'il n'y
auroit point de durée à l'égard des modes,
non plus qu'à l'égard de la substance. D'où
vous voyez, que selon ces Philosophes,

la durée ou le temps ne font rien, fi-non
des modes ou des idées de nôtre efprit.

L'on objecte, que la Vie eft un bien,
& la Mort un mal; puifque la nature le
montre fenfiblement : Car elle attache à
la Vie des Animaux beaucoup d'inquiétu-
de & de réfiftence contre les efforts que la
mort fait fur leur vie. En effet, les animaux
ne veulent point mourir ; la Vie eft donc
un bien , puifqu'ils la défirent ; & la Mort
un mal, puifqu ils la fuïent tant : ainfi la
Vie & la Mort font bien differentes, & ne
peuvent être la même chofe.

Les Sceptiques répondent & avoüent
que la Vie & la Mort font des modes differens; que la vie des Animaux , des Plantes, des Minéraux & des Métaux confifte en ce que l'effence ou la féve , qui en
fait toutes les parties & la conftruction,
eft capable de changer en fa propre natu-
re des chofes qui n'en étoient pas , comme le feu change en feu les matieres
conbuftibles qui ne font point feu. La
vie des Animaux & de tout ce qui eft
naturellement animé , n'eft donc que la
propriété qu'ont ces chofes de tourner

en leur propre nourriture certains alimens ; & leur mort que la perte ou la cessation entiere de cette propriété, comme
on le voit dans le feu, qui aprés qu'il est
éteint, ne sçauroit plus mettre le bois en
feu. Ainsi la Vie est une propriété qui s'engendre, & se repare sans discontinua-
tion ; & la mort, la cessation entiere
de cette propriété ; par consequent
la Vie & la Mort ne sont que des
modes de la substance, qui en est le
sujet ; d'où l'on conclud que le changement de ces modes, de l'un en l'autre,
n'est rien à la substance ; non plus que la
figure qu'on donne à la cire, tantôt d'une
maniere tantôt de l'autre, n'est rien à la
cire : Ainsi qu'une substance soit le sujet
de la Vie ou de la Mort, c'est toûjours la
même substance ; d'où il suit que la Vie
& la Mort sont substanciellement la même
chose, comme ils le soûtiennent.

LA MORT EST QUELQUE
fois autant avantageuse que la Vie.

Bien-plus ces Philosophes prétendent que la Mort est aussi avanta-
geuse

geufe aux Animaux, que la Vie ; ils le prouvent par les inconveniens qui leur arrivent dans la Vie. Ils difent que la nature fait les Animaux avec des paffions de frayeur & de crainte ; que c'eft de quoy elle les caracterife, & que c'eft pour cela , que quand ils fentent que la Mort s'aproche, ils font émûs effrayez & tremblans; ce qui dénote que ce n'eft point tant, parce que la Vie leur eft un bien , qu'ils fuyent la Mort , que parce qu'ils font naturellement craintifs, comme on le voit quand il tonne: car il y a des perfonnes, qui alors font fi émuës, que tout le corps friffonne , comme on le fent quand on aplique la main fur leur corps. Ils ajoûtent que la Vie des Animaux eft fujette à quantité de néceffitez , à quoy elle les affervit, & dont ils font affranchis par la mort : Ainfi la Vie & la Mort naturelles leur feroient affez égales, fi l'on en pefoit le bien & le mal à de juftes balances : l'on pouroit même trouver que la Mort leur vaut mieux que la Vie; puifqu'il y a des Animaux, des Hommes mêmes, qui durant leur vie ont plus d'in

G

quietudes & de traverſes, que de tranquillité & d'agrémens. La Vie ne leur eſt
donc point meilleure que la Mort, qui
eſt la fin de tous les maux, comme de
tous les plaiſirs.

LA MORT S'EMPARE DE LA Vie, à peu prés, comme la Vie rend vivantes les choſes mortes.

LA Vie & la Mort paroiſſent encore
fort égales, par les progrez qu'elles
font l'une ſur l'autre. Dans la génération
& dans la nourriture des Animaux, l'on
voit des choſes qui n'avoient ni vie ni
ſentiment, qui les reprennent par dégrez,
& qui les perdent de même, en retour-
nant dans l'inſenſibilité où elles étoient
auparavant. On voit tous les jours des
exemples dans les maladies, où la Mort
s'empare de la Vie, parties aprés parties.
Dans la Gangrene, la choſe eſt viſible ;
car elle s'avance inſenſiblement dans les
chairs vives, & les mortifie ſans diſcon-
tinuation ; enſorte qu'elle ôte aux mala-
des, l'un aprés l'autre, les jambes, les

cuiſſes , & les bras ; puis tous les ſens avec la connoiſſance : Et comme il reſte encore quelque étincelle de Vie dans la poitrine , qu'on aperçoit par l'opreſſion , & par le mouvement embaraſſé du cœur , tout s'éteint enfin par la fluxion , qui y tombe du cerveau , & qu'avalent les mourans ; ainſi la Vie s'en va , & fait place à la Mort , à peu prés comme des choſes mortes , deviennent vivantes : D'où il paroît que la Vie & la Mort ne ſont que des façons d'être de la même ſubſtance.

C'EST PAR L'EPOUVANTEment que la Nature imprime aux Animaux , qu'ils fuyent la Mort.

LA crainte ou la frayeur qui accompagne ſi intimément la nature humaine , & celle des autres Animaux , eſt comme le ſoûtiennent les Sceptiques , ce qui fait qu'elle tombe dans des allarmes & dans des trances mortelles, lors qu'elle aproche de la Mort. Si la nature ne luy avoit pas accordé ces ſentimens , elle n'aprehendroit pas plus la mort que font les Plantes , quand on les arrache , ou qu'elles meurent autrement ; en quoy il semble que les choses , qui n'ont point de sentiment , auroient de l'avantage sur celles qui en ont. En effet , si l'homme, comme les autres animaux , n'avoit pas reçû de la nature les caracteres de crainte & de frayeur , qu'il ne fut point susceptible de douleur ni de sentiment , la Vie & la Mort lui seroient aussi indifferentes ; & il ne trouveroit pas plus d'avantage dans la Vie, que dans la Mort. Tout bien compté, même comme les Hommes & les Animaux, ont souvent dans la Vie plus de mal & de peine , que de douceurs & de plaisirs, ils pourroient préferer la Mort à la Vie. D'où il suit que la vie des Animaux, quand elle est également mêlée de bien & de mal , n'est point préférable à la condition insensible des Plantes , des Minéraux,& des Métaux. La Vie,à cet égard, n'est donc pas un plus grand bien que la Mort; ni le sentiment que l'insensibilité. En effet, si un sentiment de plaisir fait avancer vers le bonheur un sentiment de déplaisir, fait reculer d'autant;ainsi à ceux qui prennent plus de plaiſirs dans la Vie, qu'ils n'y ont de déplaiſirs, la Vie eſt un bien & un mal aux autres, qui y ont plus de peine, que d'agrément. La Vie ou le ſentiment eſt donc auſſi-tôt un mal, qu'un bien: mais la Mort ou la perte de tous les ſens n'eſt jamais un mal; puiſqu'elle n'eſt point ſuivie de douleur ni de triſteſſe, à en juger ſeulement ſelon le cours naturel des choſes.

Afin de connoître plus particulierement ce que c'eſt que la Vie & la Mort des Animaux, j'infererai un petit trait d'Anatomie, qui vous ennuyera peut-être, ſi vous n'êtes point fait à cette ſorte de ſcience. On ne ſçauroit mieux aprendre ce qu'eſt la Vie & la Mort des Animaux, qu'à ſuivre la nature, à meſure qu'elle les fait, & qu'elle les diſſoût; comme on ne peut mieux ſçavoir, pourquoy une Machine va ou ne va pas, que quand on en voit monter & démonter le pieces, pour en ſçavoir l'arrengement la liaiſon, & les raports.

L'HUMIDE RADICAL DANS les Animaux, comme la Séve dans les Plantes, y fait tout.

CE qui commence la Vie des Animaux, eſt un principe qui vient d'autant de cauſes que leur Vie même ; cela ſe voit quand on conſére les préparatifs de la ſemence, avec les conditions de la Vie. Ce premier principe qui multiplie, comme le feu en eſt le fondement, c'eſt-à-dire, qu'il eſt le commencement, le progrez, & la fin de leur corps & de leur Vie ; car il germe, il pouſſe, il conſtruit, il fait le mouvement des humeurs, & eſt tout ; parties, liaiſon de parties, humeurs, priétez, & fonctions : car il ſe modifie & ſe transforme ſans peine en toutes leur parties, comme la ſéve des Plantes, qui y fait bois, moëlle, écorce, fleurs, feüilles, fruits, qualitez & vertus. La ſimplicité, dont eſt l'humide radical dans les Animaux, n'empêche point que tout ce qui y paroît ſi different, n'en vienne, & qu'il ne s'y métamorphoſe ; puiſque

l'eau, quand il pleut dans les jardins &
dans les champs, quoy que trés - simple,
fait reverdir les Plantes de toutes parts,
& se change bien-tôt en l'infinie diversité
des especes qui s'y trouvent: car comme
l'eau se tourne en la séve des plantes, elle
les fait croître en même-temps, & y produit les parties differentes. L'on s'en as-
sûre, quand on met dans des bouteilles
pleines d'eau, certaines plantes qui y poussent leur racines, leur tiges, leur feüilles,
& leur fleurs. L'on peut encore se persuader que l'eau seule, toute simple qu'elle
est, aprés s'être changée en la séve des
Plantes en fait les parties, la nourriture, l'accroissement & les vertus; quand'
on seme des graines dans de la terre séchée
au four, & qu'on l'arrose d'eau, car alors
la terre comme on l'aprend, à la mettre
dans de justes balances, ne pese pas moins
aprés qu'avant, que les graines ayent fait
leur pousses, & produit leur feüilles &
leur fruits. J'espere qu'on s'apercevra
sensiblement par ce discours, où je tâche
de suivre le progrez de l'humide radical
dans la génération de quelques visceres,

des humeurs & d'autres parties, qu'il y
eſt comme la ſéve dans les plantes qui
prend toutes ſortes d'odeurs, de ſaveurs,
& de qualitez ſenſibles : car il y engendre
toutes les parties liquides & ſolides ; les
fait croître peu à peu, & leur donne par
ce moyen les propriétez qu'elles doivent
avoir, s'y transformant avec la même facilité que l'eau, quand il pleut, ſe tourne en la ſéve des Plantes de diverſes eſpeces.

Je ne vous préſente de tout cela, qu'-
une legere ébauche, à laquelle pourroient
donner, comme la derniere main, d'habi-
les Anatomiſtes, qui auroient beaucoup
d'obſervations, ſur la maniere que s'engendrent les parties des Animaux ; qu'-
elles prennent leur accroiſſement, qu'elles agiſſent, & qu'elles augmentent leur
force & leur vertu ; de même que ſur la
maniere que les parties s'uſent, que les
humeurs d'échoient de leur premiere vi-
geur, & que tout le corps tombe enfin
dans la décadance & dans l'inaction, qui
ne diſére point de la mort.

LE

LE GERME DU POULET, EST
une particule de l'humide radical, dans la cicatrice du jaune.

JE commence par le premier germe du Poulet, qui se trouve à la cicatrice ou à la tache blanche du jaune de l'œuf. Il n'est pas nécessaire de vous dire, que cette cicatrice est construite differemmét dans les œufs fœconds de la même espece, ni qu'elle est formée de trois cercles, dont le plus grand envelope celuy du milieu, & le second celuy du centre qu'une ligne traverse, côme une petite barre, qui a en haut, & à ses côtez trois points ou vesicules, qui paroissent au Soleil de couleur jaune, tirant sur le rouge. C'est assez de vous faire comprendre, que le germe du Poulet est une éteincelle ou une particule de séve, ou d'humide radical, qui réside dans la barre, dans les points, & dans les cercles, qui forment la cicatrice ; & que cet humide radical par son activité tourne le blanc de l'œuf en sa propre essence, comme le feu change le bois en feu. Ainſi le blanc de l'œuf ſe fondant par la douce chaleur qu'y imprime la Poule , pénétre au travers de la cicatrice, ſe mêle avec l'é- teincelle de germe , & en augmente le vo- lume, puis il ſe cuit & s'épaiſſit peu à peu ; de ſorte qu'il devient non-ſeulement pro- pre à former les parties du Poulet , mais encore à les engendrer les unes des autres, une partie ſervant à la fabrique de l'autre ; d'où vient principalement la grande di- verſité des parties , qui le compoſent ; bien qu'elles naiſſent toutes d'une même eſſen- ce , d'une même ſéve , ou d'un même hu- mide radical.

Si l'on conſidere avec attention par où commence la génération du Poulet , il paroît vray-ſemblable que le cerveau ſe forme de l'une de ces veſicules , dont on a parlé , & les yeux des deux autres ; pour la barre qui eſt en travers du petit cercle, qui occupe le centre de la cicatrice , il n'eſt point à douter qu'elle ne ſoit la pre- miere racine de l'épine , & qu'elle n'en ſoit même déja la partie , qui répond à la poitrine. C'eſt pourquoy le cœur qui eſt

vis - à - vis, est sensiblement le premier viscere qui se forme ; puisqu'on le voit bat-
tre dés le troisiéme jour que l'œuf a couvé;
avant qu'aucun des visceres du bas ventre,
soit même ébauché : d'où il semble que
l'épine est la racine, non - seulement des
visceres de la poitrine, mais aussi de ceux
du bas ventre ; puisque ces derniers visceres commencent à se former à proportion qu'elle pousse & qu'elle s'allonge
vers le bas, par l'entremise de l'humide
radical, qui est toûjours sa nourriture con-
venable.

L'EPINE EST LA RACINE DE
la Poitrine & du bas Ventre, de même que de leur visceres.

CE qui fait penser, que l'épine est la
racine de la Poitrine & du bas Ventre, si elle ne l'est pas de plusieurs autres
parties du corps ; c'est qu'on voit dans le
cours de la génération du Poulet, vers le
sept ou le huitiéme jour que l'œuf est
sous la Poule, les côtes de la poitrine
pousser de l'épine, avec les chairs & les

membranes ; qui des lombes vont s'avan-
çant,& envelopent enfin la Poitrine , puis
le bas Ventre. D'ailleurs ce qui confirme
que les viſceres du bas Ventre , côme ceux
de la Poitrine , viennent de l'épine, c'eſt
qu'à proportion que l'épine s'allonge, &
qu'elle prend ſon progrez de la région de
la poitrine dans celle du bas ventre, le ſoye,
l'Eſtomac & la Ratte , ſe forment premierement , puis les Boyaux & les Reins ;
& enfin les parties baſſes , qui ſervent à
l'excrétion de l'Urine & de la Semence.
D'où il ſemble que l'humide radical, qui
nage ſur la carine , le ſix ou le ſeptiéme
jour que l'œuf eſt ſous la Poule , & qui
eſt par tout fort uniforme & de même nature , eſt déterminé à former icy une ſorte
de viſcere , & là l'autre, ſelon les différen-
tes parties de l'épine où il apuye.

Ce n'eſt pas ſeulement le plus ou le
moins de coction , que ſubit l'humide radical , qui contribue à la différence des
viſceres & des chairs : mais ce qui ſemble
principalement en déterminer la nature,
c'eſt la partie où il s'aplique : car j'ay
vû un avorton humain , long comme la
main

main ; c'étoit une fille, qui avoit la moi-
tié du nez, fait feulement d'une mucofité
informe, de même que la pointe du menton : Or il n'eft point à douter, que de cette mucofité ainfi digerée, il ne fe fût formé au nez, & au menton des chairs femblables à celles qui y viennent naturellement : ainfi ces deux portions de mucofi-
tez, de même nature, & élevées au même dégré de coction, n'auroient fans doute formé des chairs ou des parties differentes au nez & au menton , que parce
que les parties, où elles étoient apliquées,
font naturellemét diffemblables. La diverfité des vifceres & des chairs du bas Ventre , de la Poitrine , & peut-être même
de tout le corps, pourroit donc bien venir originairement de la diverfité des parties de l'épine, tant immédiatement, que
médiatement ; puifqu'elles peuvent pouffer de parties en parties, des chofes qui
paroiffent aux fens fort diverfifiées ; bien
qu'elles viennent toutes d'une même effence, ou d'une même féve.

I

LES VISCERES, LES CHAIRS,
les Tendons & les Os , se construisent par l'humide radical , à mesure qu'il s'épaissit.

L'Observation que j'ay faite, de la mucosité que cet Avorton avoit au nez & au menton , feroit concevoir en quelque maniére, comment s'engendrent les visceres avec tout leur méchanisme , si l'on examinoit bien la chose, sur ce que la nature est par tout la même, & qu'elle agit toûjours de la même sorte & fort simplement. Comme donc il se fabrique des chairs, par cette mucosité, & qu'il s'en fait un tissu particulier de vaisseaux sanguins, de Nerfs, de Membranes, &c. selon la nature de la partie où il se trouve, il est à croire que les Visceres , les Chairs, les Tendons , les Ligamens, les Cartilages & les Os, se font de la même maniére, de la mucosité ou de l'humide radical, qui s'aplique sur les parties qui sont déja formées, ou qui ont commencé à se former.

Ainſi l'humide radical devient non-ſeulement la baſe & le fondement des Viſceres, des Chairs, & des autres parties de
l'Animal ; mais il y conſtruit encore les
Membranes, les Veines, & les Nerfs, &
en fait tous les enlacemens & toutes les
directions : Car les Veines de la nouvelle
production, s'abouchent exactement avec
celles de la précedente ; les Nerfs avec les
nerfs, & les membranes avec les membranes;
enſorte que tout ſe fait & ſe lie ainſi, avec
une extrême juſteſſe, par des cauſes aveu-
gles, néceſſaires & merveilleuſes.

LES PARTIES SOLIDES, ET
les humeurs ne ſervent point à la vie
des Animaux, ſi-tôt qu'elles ſont for-
mées.

SI-tôt qu'un Viſcere s'engendre, les
parties qui le compoſent n'ont point
d'uſage : car les Veines, les Nerfs & les
Membranes n'ont point encore de raport
entr'elles, bien-loin d'en avoir avec les
autres parties de l'Animal. Il faut donc
un certain temps à la nature ou à l'humi-

de radical, pour s'affermir & acquerir de la consistence, pour lier par des Membranes, un Viscere avec un autre, & pour bien en associer les Vaisseaux & les conduits, dont il est fait. Ce n'est pas tout encore; car une telle association n'est pas suffisante, pour qu'un Viscere communique, & ait de la rélation avec toutes les parties du corps de l'Animal. Ce n'est donc point assez qu'il se lie avec d'autres, ni qu'il ait ses parties interieures en bonne union; il faut encore que les humeurs qui sont dans ces Vaisseaux, y demeurent quelque temps croupissantes, avant qu'elles deviennent fluides & assez coulantes, pour circuler avec celles qui sont là proche, & qui sont déja en mouvement. L'exemple du Nombril démontre, que c'est là le train que la nature observe dans la génération des parties du corps, de faire premiérement des veines avec du sang, qui ne se mût point, sans qu'elles ayent de raport avec d'autres veines, qui sont aussi quelque temps sans usage, & qui ne sont encore que comme des préparatifs brutes, qui se perfectiónent avec le temps, pour servir à la construction du corps de l'Animal, de même qu'à sa vie. Car le *Placenta*, qui se forme comme les Visceres d'une affusion d'humide radical, avant que l'extrémité du Nombril, qui flote encore dans l'humeur de l'Amnios, s'y attache, est parsemé d'une infinité de petites veines, qui n'ont point alors de rélation avec celles du Nombril, & qui ne sont encore qu'une pierre d'atente ; le sang qu'elles contiennent y croupissant, & ne pouvant y circuler, pour porter leurs bienfaits au fœtus, à qui seul le *Placenta* appartient, & non à sa mere.

C'est une loy de la nature, dans la génération des parties des Animaux parfaits, de faire des Vaisseaux sanguins, sans que le sang y ait encore de mouvement ; & que de gros Vaisseaux, comme la Veine & les deux Arteres du Nombril, s'allongent par le moyen de l'humide radical ou de l'humeur de l'Amnios, qui les pénétrant au travers, les nourrit par ce moyen, & les fait croître, jusqu'à ce qu'ils atteignent aux Veines du *Placenta*, qui de leur part poussent de même, & s'avan-

cent vers l'extremité flotante du Nombril. Cet exemple fait encore voir clairement, que les Venules qui naiſſent du *Placenta*, s'abouchant avec les deux Arteres
& la Veine du Nombril, deviennent des
Arteres comme des Veines; quoyque dans
le *Placenta* elles ne ſoient encore que des
Veines ſans uſage. Ce qui fait penſer que
les Arteres du Nombril, déterminent les
Veines du *Placenta*, auſquelles elles ſe
lient, à être Arteres, & à faire enſuite leurs
fonctions en cette qualité; au lieu que les
Veines qui communiquent avec la veine
Ombilicale demeurent toûjours Veines,
ſervant à rporter au cœur du Fœtus le
ſang qu'elles reçoivent des Arteres; d'où
l'on comprend que la nature, quoiqu'aveugle & ſans connoiſſance, fait pourtant
des operations à propos, & avec adreſſe;
puiſque les Vaiſſeaux du Nombril s'abouchent ſi juſtement, avec ceux du *Placenta*,
qu'ils ne font plus que des Vaiſſeaux con-
tinus, ſans qu'il y paroiſſe même de cicatrice; & que les Arteres portent enſuite,
par le Nombril, le ſang du Fœtus, au *Placenta*, & les veines du *Placenta*, au Fœtus,

qui en eſt nourri & vivifié. Ce qui fait voir encore, comme quoy l'humide radical peut ſervir de moyen, pour procurer des ſervices mutuels, à des parties éloignées les unes des autres.

Ce n'eſt pas tout ce que le Nombril & le *Placenta* nous aprennent; ils font voir auſſi, que ce que la nature vient de produire, ſert de prélude & de fondement à d'autres productiõs: car l'humide radical, que la nature engendre, premierement d'une choſe qui n'eſt point humide radical, fait le *Placenta*, ou cet amas de Glandes, d'où naiſſent non-ſeulement des Veines, des Nerfs, & des Vaiſſeaux excrétoires: mais encore des membranes & des Fibres charnuës & membraneuſes; enſorte que comme autant de liens, ces Fibres & ces membranes contiennent tout le Viſcere, en un état ferme & conſtant, & l'attachent de même aux parties voiſines. Bien plus par l'entremiſe du *Placenta*, & de l'union qui s'en eſt faite avec le Nombril, le Fœtus reçoit un dégré de vie, qu'il n'avoit point auparavant; car la nature n'avoit encore guére été occupée qu'à jetter les premiers fondemens de fon corps, & à en faire une ftructure affez imparfaite : Ainfi le Fœtus vient bientôt à vivre par le Nombril, d'une vie plus vigoureufe qu'auparavant ; parce qu'il fe joint à fa foible vie, d'avantage de la vie de fa mere, en ce qu'il reçoit alors par fes Arteres *Hypogaftriques*, qui aboutiffent au *Placenta* ; non-feulement une partie de la nourriture dont il a befoin, mais entr'autres de cet efprit vivifiant, qui la fait vivre elle même, & que l'air luy infpire fans ceffe, quand elle refpire. C'eft ainfi que la mere communique au *Placenta*, de fa propre vie, qui s'allume dans fes Poumons; & que le *Placenta*, comme un premier Poumon l'infpire au Fœtus, par la veine Ombilicale, fans quoy, tout ce qui eft déja fait du Fœtus, feroit éfacé, fans pouvoir fubfifter d'avantage.

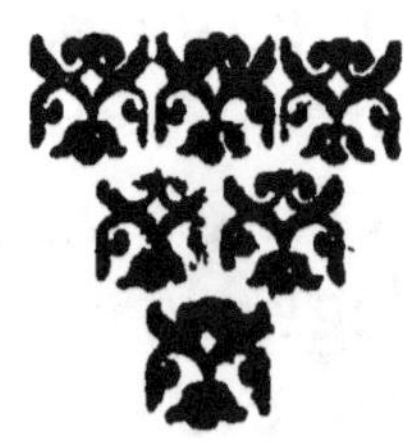

EXPERIENCE ANATOMIQUE, *QUI apprend, que les Tuniques des Vaisseaux, & les humeurs qu'ils contiennent, se forment en même-temps.*

L'Observation suivante, où l'on ouvrit un Poulet, deux jours aprés sa naissance, montre que la nature tient toûjours le même ordre dans la génération des parties des Animaux; qu'elle en fait d'abord les parties sans usage, & sans qu'elles ayent de commerce entr'elles. Dans la dissection de ce Poulet, j'avois en vûë de considerer la Vesicule du Fiel, avec le canal *Cystique* & *Choledoque*, pour mieux découvrir les démarches de la nature, dans une partie sensible & de grand usage. J'avois déja remarqué la Vesicule du Fiel, grosse comme un point, ou comme une trés - petite lentille, au dessous du Foye, dans un œuf qui avoit couvé sept jours ; & cette observation m'aprit, que la Vesicule du Fiel, naît en même-temps que le Foye commence à se former ; que la bile, qui y est alors, vient de la premiere coc-

tion, je veux dire, qu'elle vient de l'humide
radical qui en pénétre les pores , & se
transforme en bile, à peu prés, cõme l'eau
qui tombe sur certaines cavernes ou caves,
goutieres , passe au travers , & se change
en des corps Pierreux & Cylendriques. A
mesure que l'humide radical la pénétre ,
il fait croître la bile & la Vesicule en même-temps ; c'est ainsi que tous les Vaisseaux, qui commencent à se former , ont
les humeurs quils contiennent , faites en
même-temps que leurs mébranes; de sorte
que les humeurs , & les membranes des
Vaisseaux , s'engendrent tout d'un temps ,
se nourrissent de l'humide radical, croissent
par son moyen, & s'augmentent également. C'est de la sorte que s'étoit accruë
la Vesicule du Fiel, que je vis dans le Poulet , qui étoit né depuis deux jours. J'en
raporteray quelques observations, & en
tireray des conséquences, qui serviront,
non-seulement à indiquer la voye que
tient la nature dans la génération des parties; mais encore à faire voir les services ,

que des parties éloignées peuvent se rendre les unes aux autres, pour entretenir la
vie des Animaux.

LA VIE DES ANIMAUX S'AC-
*croît par dégrez, & se fortifie de
même.*

AYant disséqué le bas ventre du Poulet, deux jours aprés sa naissance, &
consideré la Vesicule du Fiel, je fis l'ou-
verture du premier estomac, que je trou-
vay plein d'orge ; puis j'ouvris l'estomac
suivant, qui étoit plein de Chyle, de même que l'intestin qui en étoit rempli dans
divers endroits. Il n'y avoit point de tra-
ce, qui désignât qu'il eût coulé de la bile
dans l'intestin ; il n'en vint pas même en
pressant la Vesicule du Fiel ; d'où il paroît,
qu'elle n'y avoit point encore de cours.
Ce qui n'aprend pas seulement que, quand
un enfant vient au monde, il a des parties,
qui ne faisant que s'engendrer, ne servent
point encore à sa vie ; mais qui durant sa
foible vie acquierent plus de perfection,
entrant par là insensiblement dans des

fonctiõs,& dans des usages qui la fortifiẽt.
De là vient que la vie du Poulet augmente par dégrez , qu'elle est foible en ses
commencemens, & qu'elle n'a point alors
la vigueur , qu'un âge plus avancé luy
donne.

Comme il y avoit du Chyle, bien con-
ditionné dans l'estomac & dans l'intestin,
où le canal Choledoque ne s'ouvroit point
encore, il est à présumer que la bile & le
suc pancreatiquemême, qui ne s'y déchar-
geoit point non plus, ne contribuent pas
tant qu'on le pense à la digestion des alimens,& à la confection du Chyle : d'où il
est clair , que ces canaux de la bile & du
suc pancreatique,ne rendent point de ser-
vice à la vie de l'Animal, si-tôt qu'il est au
monde, & qu'il en est ainsi de toutes ses
autres parties, qui sont en même cas. Les
Vaisseaux Lymphatiques, dés qu'ils prenent leur origine des Glandes , sont aparament sans fonctions, & suivent la même
destinée: car si-tôt qu'ils sont formez, ils
ne portent point ,sans doute ,leur Lymphe
dans l'endroit où ils se déchargent naturellement , non plus que les veines Lactées

& tous les Vaisseaux de décharge courts ou longs ; je veux dire, que la nature qui les fait, les uns plûtôt, les autres plus tard, commence toûjours à les former, sans qu'ils ayent les usages qu'ils aquierent ensuite, aprés qu'ils sont venus à une juste perfection. Ainsi l'on voit que la Vie des Animaux se fait par parties, qu'elle commence par peu de chose, qu'elle s'étend par dégrez, & qu'elle aquiert ainsi, avec le temps, des propriétez qu'elle n'avoit point d'abord, comme sont celles de se mouvoir & de sentir, d'avoir des desseins, des inclinations, & des aversions, &c. D'où l'on peut déduire en passant, que ces passions qu'on exprime par un seul nom, comme si c'étoit une seule chose, sont pourtant châcunes en particulier faites par parties ; & qu'elles ne sont qu'un concours d'une infinité de causes, comme est la Vie des Animaux.

L

LES VEINES, LES NERFS

& les Canaux excrétoires commen-
cent toûjours à s'engendrer par leurs
racines; puis ils s'allongent & s'abou-
chent à de plus gros Vaiſſeaux, par le
moyen de l'humide radical.

SI des Anatomiſtes fort apliquez à
confiderer les parties des Animaux,
à meſure qu'elles s'engendrent, avoient
fait quantité d'obſervations ſur la maniere qu'elles ſe forment; ſur le progrez qui
les méne à leur perfection, & ſur ce qu'-
elles ſe lient & communiquent enſemble,
on verroit peut-être, côme quoy ſe prend
la nature ou l'humide radical, pour inſé-
rer ſes Vaiſſeaux excrétoires, ou de décharge dans les endroits qui reçoivent
leurs liqueurs : comme quoy, par exemple, s'ouvre le canal Choledoque dans
l'inteſtin, de même que le canal Pancréa-
tique, &c. S'il falloit là deſſus propoſer
ſa conjecture, on diroit que l'humide radical, encore tout informe, commence à
prendre forme de Vaiſſeau, dés qu'il eſt

plus épais, plus cuit, & qu'il s'eſt tourné en une chair encore fort imparfaite,
qui tient d'une nature glanduleuſe. A
proportion que cette chair ſe cuit d'a-
vantage, qu'elle aquiert plus de conſiſtence & plus de perfection, elle ſe fabrique des Vaiſſeaux ſanguins, des Fibres
nerveuſes, des Membranes, & des Vaiſ-
ſaux excrétoires; tout cela ſe fait en même temps, ſe perfectionne, s'avance &
s'allonge ſelon la nature de châque partie, par le moyen de l'humide radical,
dont le Foye & le Pancréas ſe font, &
ſont pénétrez. Le Nombril, dont l'extrémité flote dans la liqueur de l'Amnios, eſt
un exemple qui aprend ſenſiblement que
les Vaiſſeaux ſanguins, les Fibres nerveuſes, & les Membranes s'allongent, ſe
nourriſſent, & ſe fortifient par l'humeur
qui y nage, & qui le pénétre de toutes
parts; puiſque le ſang n'y circule point
encore. Ainſi il eſt à préſumer, que les
Vaiſſeaux excrétoires du Foye & du Pancréas, & les Vaiſſeaux ſanguins s'engendrent dans ces Viſceres de l'humide radical, qui commence d'abord à les faire

L ij

pousser par leurs petits scions, comme par leur premiere origine : ensorte que les racines qui sortent de châque petite glande, s'unissant les unes aux autres, viennent à former des canaux sensibles, qui communiquent ensemble ; de maniere qu'ils s'abouchent & se terminent ensin au grand canal, où ils dégorgent l'humeur qu'ils contiennent ; à l'exemple des Rivieres, qui reçoivent leur eau, d'une insinité de Ruisseaux qui sont au dessus, en montant vers la source.

Comme c'est une Loy de la génération des Animaux, d'en commencer les Vaisseaux par les racines, & de les unir ensemble, quand ils sont de même espece, à mesure qu'ils avancent, qu'ils s'allongent, & qu'ils grossissent ; d'achever & de mettre dans sa perfection ce qui est commencé, avant que le soit ce qui en dépend ; il faut que tous les canaux excrétoires de la bile répendus dans le Foye, soient faits avant que leur commun canal de décharge soit achevé. Ainsi il ne paroît pas étrange que la bile de la Vesicule du Fiel n'eût point encore son pas-

fage libre dans l'inteftin ; quoique le canal *Choledoque* y fût attaché : parce qu'-
il pouvoit alors n'être pas encore en état
de lui en permettre l'entrée ; non plus
que le fang du Nombril ne paffe point
dans le *Placenta* , fi-tôt que ce Vifcere
y eft adherent. L'on ponrroit dire auffi,
qu'il part de l'inteftin une portion du canal *Choledoque* , qui venant à la rencontre
de celle qui s'avance , & qui part du Foye,
s'y unit par le moyen de l'humide radical ; tout comme l'extremité du Nombril
unit fes Vaiffeaux à ceux du *Placenta*,
ou comme les Nerfs nouvellement formez , s'uniffent à d'autres Nerfs. Quoiqu'il en foit , *il eft toûjours certain*, que
dans les Animaux , les longs Vaiffeaux de
même efpece , ont toûjours leurs branches qui s'abouchent les unes aux autres, y jettant ainfi leurs humeurs , & non
ailleurs ; & que ceux qui font courts,
encore par le mouvement de leurs humeurs , & par le dépôt qui s'en fait en
quelque lieu , un commerce & une cor-
refpondance merveilleufe avec les parties
du corps.

L'AME SENSITIVE DES BETES n'est que le corps, ou les fonctions de leur corps.

SI de la construction du Foye & de la Vesicule du Fiel vient la vie de ce Viscere avec toutes ses facultez, il faut que la fabrique de tout le corps de l'Animal, la bonne disposition de ses parties, & le cours regulier de ses humeurs, en fassent toutes les actions & la vie; sans que ses actions & sa vie soient distinguées de son corps. La vie des Animaux, ou ce qui est la même chose, leur ame sensitive ne peut donc être que les fonctions qui naissent de leurs organes; comme leur ame végétative, que l'action ou la vertu de l'humide radical, qui d'abord que l'Animal commence à se former produit un arrangement & une construction de parties sans sentiment. D'où vous voyez en passant, que les Philosophes., qui sont capables de prendre une action fort composée, pour une chose trés-simple, une infinité de modes pour une subſtance , nous débitent bien des contes ſur les ames ſenſitives & végétatives des Bêtes ; nous en parlant comme de quelque être réel & fort ſubtil. Car ces ames ne ſont à la verité que la vertu de l'humide radical , qui ſe déploye par dégrez , & qui les produit l'une aprés l'autre , ne faiſant jamais l'ame ſenſitive, que la végétative ne l'ait précedée. En effet, aprés que l'humide radical a fait la conſtruction des parties , & que ces parties ont aquis la conſiſtence , la ſoupleſſe, la liaiſon , & les raports qu'elles doivent avoir entr'elles ; il en naît néceſſairement la propriété qu'elles ont de ſentir , comme il naît de l'humide radical la propriété de conſtruire les parties ; & comme il naît auſſi de certaines conventions de matiere que la nature engendre ſelon les lieux , les temps & les circonſtances , la vertu de l'humide radical , que n'avoit point la matiere , dont ces conventions ſont faites.

Ainſi l'on voit en général l'artifice dont ſe ſert la nature, pour engendrer les Animaux. Elle ne les fait pas tout à coup ;

mais elle les conftruit parties aprés parties ; enforte pourtant qu'elle travaille à
en former plufieurs à la fois ; puis de
leur conftruction & de leur liaifon naiffent de même leurs facultez, les unes plûtôt, les autres plus tard ; tellement qu'il
fe trouve entr'elles tant de dépendence
& de liaifon , qu'elles fe font de concert
les unes des autres ; & que la premiere, fi
on la pouvoit défigner , fe verroit prendre fon origine du concours d'une infinité
de caufes , qui exiftoient auparavant. Le
fentiment des Animaux préfupofe donc
quantité de caufes infenfibles qui le précedent , tout comme les facultez qu'ils
ont de manger , de marcher , de voler ,
d'avoir des deffeins, préfupofent non-feulement , toutes les caufes qui font leur fentiment ; mais encore celles qui en parti-
culariffent les efpeces.

Si l'efprit le plus pénétrant ne peut débroüiller le cahos de tant de caufes , &
qu'il n'en puiffe voir la dépendence, les
raports , ni à quoy elles tendent, on doit
fe contenter d'en aprendre les effets qui
tombent fous les fens, fans s'ingerer d'entrer

trer d'avantage dans les profondeurs de la nature ; puisqu'elle fait les chofes d'une maniere fi fecrete, qu'on ne les voit que comme au travers d'un broüillard. Ce n'eft donc point fans temerité, fi l'on pronnonce par avance fur les effets qui doivent naître de tant de caufes ; puifque ces caufes nous font inconnuës, de même que leurs proprietez, & les raports qu'elles ont enfemble, par où elles produifent un tel effet, plûtôt qu'un autre.

DESCARTES PRENANT PLU-fieurs actions materielles pour une feule, dont il fait une fubftance, a mal penfé du fentiment des Animaux.

C'Eft fans doute pour n'avoir pas affez vû, que la nature pour faire fes ouvrages, employe une infinité de caufes, dont on ne peut prévoir ce qui en doit réfulter ; que Defcartes enleve à la nature le droit d'engendrer le fentiment, par la raifon feulement, qu'il ne trouve pas dans l'idée qu'il a du fentiment, celle de l'étenduë qu'il eftime être l'effence de la matiere ; comme fi fes idées étoient la regle de ce que doit faire la nature, & qu'elle ne pût rien produire au de-là de ce qu'il conçoit. D'ailleurs la raifon qu'il aporte, pour prouver que le fentiment ne tient rien de la matiere, eft la même, que s'il difoit que les proprietez des êtres purement materiels ne dépendent point de la matiere : car l'idée de telles proprietez ne renferme pas plus l'idée de l'étenduë, que celle qu'il a du fentiment.

Ce qui a fait tomber Defcartes dans l'illufion, quand il a ôté le fentiment à toute forte de matiére, & qu'il en dépoüille les bêtes; c'eft qu'il a pris le réfultat de quantité de caufes, pour une chofe trés - fimple, des actions materielles pour des fubftances fpirituelles. Ce qui l'a jetté dans cette inadvertance, c'eft qu'il a féparé par la penfée l'action, du fujet de l'action ; & a diftingué l'ame du corps, par cette feule raifon, que l'idée qu'il conçoit de fon ame, eft indivifible & fans parties ; au lieu que celle qu'il a du corps, renferme toûjours de l'étenduë,

& une division de parties. C'eſt aſſez l'ordinaire de ſe former l'idée d'une action,
ſans ſonger au ſujet de l'action; lors ſur
tout que les cauſes en ſont inconnuës, &
qu'elles ne tombent point ſous les ſens.
L'heure qui ſonne ſe conçoit de même,
quand on ne penſe point à l'horloge, ni
à l'enchainure de ſes pieces. Si donc l'on
conçoit le ſentiment ſans aucun raport au
corps, d'où il vient, l'on conçoit une action, dont l'idée ne contient rien d'étendu; bien que ſon ſujet ait de l'étenduë.
Mais, ſi le ſentiment eſt en nous le reſultat d'une infinité d'actions, qui
concourent châcunes de leur part & portion à le produire; il eſt néceſſaire
que nôtre ſentiment ne ſoit pas ſeulement
materiel, mais qu'il ſoit encore compoſé,
& non pas indiviſible, comme Deſcartes
le ſuppoſe; bien qu'on le conçoive ſans
compoſition & ſans diviſion. Un exemple fera mieux comprendre que le ſentiment eſt compoſé de quantité d'actions
materielles, & qu'il n'eſt que le reſultat
de toutes ces actions, que nous concevons,
comme ſi ce n'en étoit qu'une.

Le son d'une cloche , dont toutes les parties trémoussent par le moyen du battant qui la frape, peut servir à faire comprendre sans peine, que le sentiment que nous en avons, se fait par une infinité de causes, qui concourent à le produire. Car, outre que l'ébranlement de ses parties se communique à l'air d'alentour ; c'est que l'air ainsi émû entre dans nos oreilles, qu'il en ébranle toutes les parties , dont l'émotion se réünit à l'organe immédiat de l'oüie , comme dans un centre , & concourt de toutes parts à faire naître dans cet organe un sentiment de bruit. Comme donc toutes les parties de l'oreille conspirent alors ensemble à engendrer ce sentiment, & que ce sentiment ne peut être que le résultat des actions de toutes les parties de l'oreille , il faut non-seulement que ce sentiment ne soit pas simple ; puisqu'il est composé d'autant d'actions differentes, qu'il y a de differentes parties dans l'oreille; sans compter même celles qui viennent de la cloche & du milieu , par où le bruit se transmet : mais il faut encore que l'idée qu'on en a , ne soit point
accompagnée

accompagnée d'étenduë ; puisqu'elle n'est qu'un concours d'actions qui prises précisément ne peuvent jamais se concevoir sous l'idée d'étenduë ; bien qu'elles viennent de choses étenduës. Il en est ainsi de la pensée que nous avons à la présence d'un objet : car il agit sur nos yeux, à peu prés comme la cloche quand elle sonne, agit sur nos oreilles. En effet, l'impression de l'objet y cause des alterations & des changemens, dont il se fait sur la retine, qui est l'organe immediat de la vision, un résultat d'actions, qui n'est peut-être guere autre chose que l'idée ou la pensée que nous en avons. D'où il suit que nos idées sont fort composées ; puisqu'elles viennent de tant d'actions. Cela se comprendroit plus aisément, si l'on convenoit que les yeux sont le siége de l'esprit, comme quelques-uns le pensent, sur ce qu'il semble être une vûë, & que nous voyons seulement par les yeux.

SI DESCARTES AVOIT SCEU

que la pensée est l'effet de plusieurs causes, il n'auroit pas conclu qu'elle est une substance indivisible, immateriel- le & immortelle.

PUisque nos idées se font par les ac- tions des parties du corps & par la réünion qui s'en fait dans l'organe imme- diat de nos sens., il ne se peut que Descar- tes ne se soit mépris ; lorsque de la sim- plicité, & de l'uniformité de son idée, il conclud qu'elle est indivisible & par con- sequent immaterielle ; puisqu'elle est si composée,& qu'elle dépend de la matiere, au moins en partie. D'où l'on voit que la raison qu'il donne de la spiritualité & de l'immortalité de nôtre ame, est illu- soire ; car l'idée qu'il s'en fait, est effec- tivement trés - composée & est l'effet de quantité de causes.differentes ; quand on ne considereroit que l'intime union qui est entre l'ame & le corps. De-là vient la difficulté insurmontable que nous avons, au moins tant que nous sommes au monde, de diftinguer les actes purs de l'intelligence, de ceux qui font mêlez d'actions corporelles. Auffi ce n'eft point d'une raifon Phyfique, que fe doit tirer la croyance de l'immortalité & de la fpiritualité de nôtre ame ; puifque cette croyance ne nous eft falutaire, qu'autant que nous l'avons ; parce que l'Eglife & la parole de Dieu l'ordonnent. L'on n'a donc que faire de chercher dans la nature ce qui n'eft peut-être point de fon reffort ; car la raifon qu'on en tireroit, pourroit jetter l'efprit dans l'illufion , fans donner l'éclairciffement qu'on cherche.

DIEU N'EST POINT SEMblable à l'idée que Defcartes en a.

SI la raifon naturelle que donne Defcartes de la fpiritualité & de l'immortalité de nôtre ame , n'eft pas jufte; ce qu'il avance dans fes *Méditations Métaphyfiques* ne l'eft pas d'avantage. Puifqu'il les établit fur ce que les idées, par où nous concevons les chofes fpirituelles , font indivifibles & immaterielles , com-

me le font les chofes fpirituelles mêmes;
& qu'il veut que les idées que nous avons
des chofes fpirituelles, reçoivent de ces
chofes fpirituelles tout ce qui les forme, & qu'elles en ayent toute la réalité.
Ces principes qui fe refutent par cela
feul qu'un même objet nous caufe des
fentimens & des penfées differentes, peut
porter l'efprit à d'étranges conclufions :
Car ils confondent les idées avec les chofes mêmes qu'elles répréfentent, & font
entendre que nos idées font les chofes
fpirituelles qu'elles font concevoir. Ils
font donc prendre des modes pour des
fubftances, des êtres phantaftiques pour
des êtres réels. Cependant Defcartes
prétend fe frayer par-là, le chemin à connoître Dieu par la raifon naturelle, à en
défigner la nature, & à fçavoir précifément ce qu'il eft, bien que l'Ecriture
nous enfeigne qu'il eft incompréhenfible.
Il conçoit Dieu, dit-il, comme une intelligence infinie répanduë par tout l'U-
nivers, & veut que fon idée ne puiffe
venir d'ailleurs que de cette intelligence
qui lui donne tout ce qui la fait, qui en

eſt toute la réalité , & qui luy reſſemble
parfaitement ; accuſant même Dieu de
le tromper , ſi ſon idée ne luy eſt pas con-
forme. Il eſt donc bien perſuadé que ſon
idée eſt réelle,& qu'elle ne differe de Dieu
qu'en ce qu'elle n'eſt pas autant infinie,
qu'il l'eſt. Il eſt pourtant à croire , que
l'idée d'une Intelligence infinie comme il
l'a, n'eſt point autre , que l'idée de ſa propre intelligence ; puiſque ſon eſprit a la
propriété de porter ſon intelligence dans
l'eſpace immenſe du Ciel , où il a jetté
ſouvant la vûë , & de la pouſſer même
dans les eſpaces imaginaires , s'il y en a ;
puiſqu'il eſt capable de multiplier un
petit eſpace , tant qu'il veut , & de ſe faire
ainſi l'idée de l'immenſité ; de même qu'il
peut redoubler ſans ceſſe tel nombre déterminé qu'il luy plaira , & en aquerir
l'idée de l'infini. L'idée d'une intelligence infinie que Deſcartes conçoit, n'eſt
donc que ſa propre idée qui n'eſt rien
dans l'immenſité , où il la raporte , non
plus que les couleurs , les ſons , & les
odeurs ne ſont rien dans les objets où
nous les raportons ; puiſque ces qualitez

ne font que des fentimens qui nous ap-
partiennent, & qui ne peuvent être hors
de nous.

L'IDE'E QUE DESCARTES A de Dieu, est une vision ; & le Phana-tifme vient d'une semblable idée.

L'Idée que fe forme Defcartes d'u-
ne intelligence infinie qu'il voit
dans l'Immenfité, eft donc une illufion ;
puifque cette intelligence ne peut être
où il la raporte , ni ailleurs que dans fa
tête comme les couleurs qu'on voit dans
l'air , quand on le regarde au travers
d'un prifme triangulaire de verre. Ses
Principes qui font prendre un mode pour
une fubftance , un être Phantaftique
pour le vray Dieu, font trés - propres à
faire égarer l'efprit & à renverfer le bon
fens. Auffi de cette fource, font venus le
Phanatifme , l'Entoufiafme, la Contemplation ou le Quiétifme, que l'Eglife a
condamné de nos jours ; car ceux qui font
infatuez de ces Principes , s'imaginent
voir Dieu par tout, & prennent les qua-

litez senfibles des corps, non-feulement pour des effets de la Divinité ; mais pour la Divinité même qui leur aparoît fous diverfes formes. Ils fe confirment d'autant plus dans la penfée, que tout eft Dieu, qu'ils s'imaginent que Dieu les trompe- roit, fi ce n'étoit pas Dieu-même, dont ils ont l'idée.

C'eft fur de femblables Principes que fe conduifent les Myftiques ou les Illu- minez. Ils fe retirent à l'écart & fou- vent dans des lieux fombres, pour éviter les objets qui feroient des obftacles à leur contemplation. Ils y écoûtent dans le filence la voix de Dieu , ils la médi- tent, & de cette méditation ils paffent infenfiblement à la contemplation, qu'ils eftiment être le plus haut degré de pieté. Dieu leur paroît alors comme un Etre immenfe , une intelligence infinie , & une lumiere qui n'eft point inacceffible ; puif- qu'ils fe la repréfentent comme un grand Ocean, une mer qui les inonde , & les pénétre de toutes parts. Ainfi ils s'unif- fent à Dieu fi intimément, qu'ils croyent en être tout remplis ; s'imaginant alors qu'ils n'ont point de mouvement ni d'action, qui ne vienne par son impulsion. Dans cette serieuse aplication qui s'augmente de plus en plus, la tête s'échaufe; il leur vient des lueurs & des brillans, qu'ils prennent pour des rayons de la Lumiere Divine qui se fait voir sous diverses couleurs. S'ils poussent plus loin leur aplication & qu'ils en soient d'avantage émûs, ils tombent en extase, qui est toûjours suivie d'une joye & d'une tranquillité qu'ils ne sçauroient exprimer; parce qu'ils voyent alors une Immensité toute resplendissante, les Cieux ouverts, & bien d'autres choses, qu'ils regardent comme les premices & les avangoûts de la Beatitude.

Je vis il y a quatre ans ou environ, un homme de bon sens & de beaucoup d'esprit; il n'étoit point Mystique : Il tomba alors dans une fiévre ardente, où il y avoit à craindre pour sa vie : cependant il s'endormit durant plus de trois heures. Comme on craignoit que dans le triste état où il étoit, il ne lui mesarivât de dormir si long-temps, on l'éveilla : aussi-

tôt

tôt il jetta plus d'un hélas ! difant qu'on
luy avoit fait grand tort; que jamais il n'a-
voit été fi aife ; qu'il fongeoit être dans le
Paradis , où en entrant il s'éleva un bruit
confus, qui fit demander à Dieu ce que
c'étoit ; l'on répondit que c'étoit un
tel ; puis Dieu voulut qu'il aprochât,
& luy tendit la main. Comme le malade
s'avança pour la baifer , en s'inclinant
profondément, Dieu la retira : luy difant,
qu'il n'étoit pas affez Saint pour cette
action. Le malade ajoûta qu'il avoit vû
Dieu d'une grande preftance & d'un
beau vifage , affis dans un fauteüil avec
des yeux éteincelans, la barbe & les che-
veux blancs ; mais il paroiffoit vieux ,
comme les jours, ce fut fon expreffion. Il
remarqua encore que du Siége où Dieu
étoit affis, il voyoit des rangs de Saints ,
qui s'étendoient comme d'un centre à la
circonference d'une Immenfité toute brillante. Je demandrois volontiers à des Myftiques qui feroient d'un affez bon fens,
fi tout cela eft autre chofe qu'une vifion ;
& fi cette vifion s'eft paffée ailleurs que
dans le cervau du malade qui ne l'au-

O

roit point eûë de même, s'il s'étoit bien porté. Puis donc que nôtre esprit a la propriété d'étendre sa vûë dans une Immensité aparente toute illuminée, d'y voir une infinité de particularitez ; il est à présumer que ce que les Mystiques nous disent de Dieu, qu'ils le voyent, qu'ils sont pénétrez de sa substance ; qu'ils n'ont de pensée & de mouvement que de luy, n'est que phantaisie & maladie d'esprit, qui vient d'une cervelle mal-habituée sur ce point là. Car si l'on considere l'esprit comme un Royaume divisé en plusieurs Provinces, il peut y en avoir une fort ravagée, tandis que les autres sont saines & entieres. C'est ce qui se voit dans certains Melancoliques, qui croyent avoir les jambes de verre, ou le nez fort gros ; mais qui sont d'un fort bon sens sur tout autre sujet.

COMMENT SE FAIT LE SENtiment des Animaux selon Descartes.

SI la forte persuasion que l'on a de la verité de ce principe, que tout ce

qu'on voit clairement & diſtinctement
eſt vray, eſt ce qui trompe les Myſtiques,
& qui les fait tomber dans leurs illuſions;
il ſemble que c'eſt le même principe qui
a porté Deſcartes à ſoûtenir ſon Syſtême, touchant la maniere que ſe font nos
ſenſations. Il veut que les Nerfs ſoient
les ſeuls moyens, par où nous avons nos
ſentimens, & qu'ils ſoient tendus, comme une corde de Luth; bien qu'ils fuſſent
mieux comparez à une corde lâche &
moüillée: Si une épingle le pique, l'é-
motion qu'elle luy cauſe ſe communique
au cerveau en le moment. Ce n'eſt pas
encore aſſez; car il ne voit là que de la
matiere, qui ne peut avoir de ſentiment.
C'eſt pourquoy il indique la Glande Pi-
néale pour le ſiége de nôtre ame, qui
ſeule dans cette priſon eſt capable de
ſentiment. Ainſi, afin qu'elle s'aperçoi-
ve de l'émotion du Nerf, qu'il croit ſe
terminer & s'ouvrir dans les cavitez du
cerveau, comme ſi tous les Nerfs venoyent
de là, & qu'il y en aboutît même aucun;
il remplit encore de ſon chef ces cavitez
d'eſprits Animaux, & veut que ceux qui

font précisément vis-à-vis du Nerf piqué par l'épingle, communiquent comme par rayons leur ébranlement à la Glande Pinéal : mais quoyque cette Glande soit un corps poreux & assez bien attaché, pour se laisser traverser par ces esprits, sans que le mouvement foible qu'ils ont, puisse y causer la moindre alteration : il prétend néanmoins que l'ame en est avertie, & que cet avis soit tout le sentiment que nous en avons. Car si nous sentons de la douleur dans l'endroit où nous sommes piquez, c'est à l'en croire, que nous y raportons la douleur, quoique cette partie soit absolument insensible ; puisqu'elle n'est que de la matiere. Si c'étoit le lieu d'examiner particulierement ce Système, je vous ferois voir, Monsieur, par l'Anatomie que cette doctrine n'est qu'un tas d'illusions, comme celle des Mystiques ; bien qu'elle se conçoive clairement & distinctement.

COMPARAISON QUI MON-
tre clairement la foible raifon qu'a
Defcartes , pour foûtenir que la matiere ne' peut aquerir de fentiment.

PUifque les idées claires & évidentes
ne font pas toûjours la marque de
verité ; il eft à préfumer que Defcartes,
lors qu'il dépoüille la matiere de fentiment en toutes fortes d'états , à fait,
comme un homme, qui fe repréfenteroit du
cuivre , & qui fçauroit qu'il eft fufible ,
malleable , & propre à mettre en limaille :
mais qui cependant fur l'idée de ces proprietez nieroit qu'il fût capable de marquer les heures ; parce que tout ce qu'il
connoît , & qu'il conçoit de ce métal,
ne luy paroît point avoir de raport avec
les heures. La comparaifon de la penfée
de cet homme fera encore plus confor-
me à celle de Defcartes , s'il nie que la
Montre que luy préfente un Horloger,
marque les heures ; par la feule raifon
qu'il ne conçoit pas que du cuivre puiffe produire un tel effet. Car Defcartes ,

nie auſſi que les Bêtes ayent de ſentiment, par la ſeule raiſon qu'il ne conçoit pas, comment la matiere dont elles ſont faites, peut en avoir. Quoy qu'il en ſoit, il faut conſulter la nature de plus prés & écoûter ſon lengage qui eſt toûjours fort réel. Si elle nous dit que la matiere, toute inſenſible qu'elle eſt naturellement, peut aprés des changemens & certaines conſtructions aquerir du ſentiment, on doit l'en croire; bien que nous ne concevions pas comment cela ſe fait; puiſque nous croyons bien qu'elle fait les Minéraux, les Métaux, les Plantes & les Bêtes, ſans que nous le concevions mieux. Il ne ſert de rien que Rohault diſe que pour expliquer les effets de la nature, il ſuffit à un Phyſicien de marquer les moyens dont ils peuvent ſe faire, quand même la nature ne ſe ſerviroit pas de ces moyens; il veut pourtant qü'ils ſoient tels, que ſi la nature les mettoit en œuvre, elle en feroit naître les mêmes effets. Ce principe n'eſt pas juſte, puis qu'il porte l'eſprit à des choſes qu'il ne peut executer; car la nature ne produit point d'ef-

fets que par les raports & les fubordi-
nations d'une infinité de caufes que l'efprit humain ne fçauroit comprendre. Il
eft donc vray que les caufes qu'affigne-
roit un Phyficien pour produire un certain effet, ne manqueroient pas d'en produire un autre, & jamais celui qu'il vou-
droit.

---

*L'AME N'EST POINT A L'O-
rigine des Nerfs, comme le croyent
quelques Anatomiftes Modernes.*

Bien que la fubftance du cerveau n'ait
pas plus de fentiment que de la boüë ;
il y a pourtant des Anatomiftes, qui met-
tent nôtre ame à l'origine des Nerfs qui
en viennent ; comme les Siamois donnent
de l'entendement aux Elephans, ou que
les Payens placent leurs Heros dans les
Etoiles du Ciel, qu'ils regardent comme
des Divinitez, à qui ils attribuent ce qui
leur arrive. A les en croire, nôtre ame
doit être bien divifée ; puifque les
Nerfs prennent leur origine d'une infinité de petites Glandes, qui compo-

sent la substance corticale du cerveau,
les corps canelez, les couches optiques
&c. Cependant il n'y a nulle apparence
qu'elle soit dans ces endroits plûtôt que
par tout le corps ; puisque les Nerfs,
comme les Veines & les Arteres naiss-
sent de châque partie. En effet, à mesure
qu'une partie se forme de l'humide radical, & avant même qu'elle ait aucun
commerce avec le cerveau, les premiers
principes des Nerfs s'y engendrent ; puis
ils s'allongent & s'unissent à d'autres
Nerfs. Ainsi ils ne se communiquent point
encore mutuellement les uns aux autres,
ceux qui viennent du Cerveau, & ceux
qui naissent des autres parties du corps.
La Veine & les deux Arteres Ombilicales s'unissent de même aux Veines du
Placenta ; sans qu'on puisse dire que les
Veines du *Placenta* prennent leur origine
du Foye, comme font la Veine & les Arteres Ombilicales. D'où il suit, que les
Nerfs ou les Filamens nerveux prennent
naissance par les deux extremitez, où ils
s'inserent. Ainsi, quoy qu'on dise, la
premiere origine des Nerfs n'est pas plus

au Cerveau , qu'aux autres parties du corps. Il ne faut point soûtenir que l'origine des Nerfs , se doit prendre au Cerveau; parce qu'ils en reçoivent l'humeur qui va le long de leurs canaux à toutes les parties du corps : car les Nerfs sont toûjours formez avant que l'humeur y coule. Mais ce qui montre que cette raison n'est pas bonne , c'est que les Arteres du Nombril , portent au *Placenta* , le sang que les Veines emportent de ce Viscere. Ainsi qu'une humeur coule d'une partie, ou qu'elle y aille , ce n'est point une consequence que les Vaisseaux n'en tirent pas *leur* origine , puisque les Veines & les Arteres du *Placenta* viennent egalement de cette partie , & que le sang en vient & y va de même.

D'ailleurs , il ne manque point d'Auteurs qui soûtiennent que les Nerfs prennent leur nourriture par leurs premiers principes, qui sont dans les Visceres. Aussi il n'est pas sans vray-semblance, que l'humeur qui est dans les Filets Nerveux , monte quelque fois de bas en haut, comme elle descend de haut en bas. C'est ce qu'on n'aura pas de peine à comprendre, ſi l'on ſçait pourquoy l'eau monte dans le Tuyau de Verre, *dont parle le P. Lana Jeſuite.* Il avoit fait fondre ce Tuyau à la Lampe des Emailleurs ; & il l'étendit en un fil ſi fin, qu'il le diſputoit aux fils d'Aregnées. Comme il l'eut courbé en ſiphon, & qu'il en eut trempé une branche dans l'eau, il vît que l'eau montoit le long de la branche, & deſcendoit par l'autre ; ce qui ſe faiſoit ſi lentement qu'il n'en tomboit qu'une goute en quatre heures. Mais ſans preſſer ce qu'on aprend par cette experience, on voit que comme la ſéve, qui monte par les racines des Plantes, la roſée nourrit & fait vivre les Plantes, quand elle en humecte les feüilles, les branches, & les troncs. On voit auſſi que les Racines pouſſent en terre, comme la Tige dans l'Air : ce qui montre que la nouriture & l'accroiſſement des Plantes comme des Animaux, ſe fait de haut embas, comme de bas en haut, par une humeur qui eſt au tour des parties & qui les pénétre. Ce qui montre que la nouriture des Animaux viênt des effumations molles & benignes , qui s'échapent principalement de la masse du Sang au travers des Arteres & des Veines , & qui s'insinuent par tout ; comme l'humide radical dans leur premiere géneration , les pénétre & les fait croître avant que les humeurs ayent de mouvement dans les Vaisseaux. Leur nourriture & leur accroissement ne se fait donc point par les extrémitez des Arteres & des Nerfs, côme on le croit communément.

Tout cela fait penser que les Nerfs ne sont point propres à toutes les fonctions qu'on leur atribuë ; & que si l'ame entend & connoît à l'origine des Nerfs, elle doit avoir les mêmes proprietez par tout le corps ; puisqu'ils en prennent aussi leur origine. Le cœur qui bat & qui sent, avant que le Cerveau soit forme, ni qu'il puisse en recevoir les influences, a des Nerfs comme des Arteres & des Veines , sans qu'ils puissent aquerir ces facultez de l'ame. Puis donc que la nature montre qu'un bout de Nerf n'est pas plûtôt son origine que l'autre, & que le cours que prend la liqueur qui y est, n'on marque point l'origine : il faut que l'hypothese, qui établit l'ame à l'origine des Nerfs dans le Cerveau, ne soit pas juste ; puisqu'elle ne peut expliquer pourquoy elle ne voit, ni n'entend point à l'autre bout, dans les Chairs & dans les Visceres. L'on conclud encore qu'un Nerf, quand il est piqué, ne communique pas d'avantage son ébranlement, ou l'ondulation de ses esprits au Cerveau, qu'à l'extrêmité qui lui est opposée : D'où il suit, que les Nerfs n'ont point les proprietez que l'hypothese leur donne. Aussi ils sont des parties trop simples, pour faire l'oüie & la connoissance. Leur molesse & la voye qu'ils prennent en serpentant dans les Membranes, où ils se terminent à rien, font qu'ils ne peuvent porter leur émotion, des parties exterieures au Cerveau, ni les esprits qu'ils contiennent, leur ondulation. Car il n'est pas possible que la moindre piqueure dont on s'apperçoit, se transmette au Cerveau par telles voyes.

On n'explique pas mieux, comment se transmet le sentiment par les Membra-

nes

nes du corps , que d'autres Anatomistes
font auſſi venir de la dure & de la pie-
mere , prétendant que toutes les Membranes du corps en font des productions
& des allongemens. Cependant celles qui
envelopent l'Epine qui répond à la Poitrine , lors que le Fœtus ſe forme , & avant
même que le cœur batte , n'en peuvent
être les allongemens ; puiſqu'il ne paroît
point encore alors aucun veſtige du Cerveau , ni de ſes Membranes. D'ailleurs
le douziéme jour , ou environ , que l'œuf
couve , & lors que la poitrine & le bas-
ventre ſont fermez , il ſe fait de l'humide
radical , où nage le Poulet , comme un
nuage fort épais qui devient la peau qui
l'envelope : car le lendemain on la voit
garnie de points noirs , qui marquent
que c'eſt le commencement de ſes plu-
mes. D'où l'on voit que la peau s'eſt
formée de ce nuage , ſans qu'elle puiſſe
dépendre de la dure & de la pie- mere.
Ainſi ces deux Membranes du Cerveau
ne peuvent être les productions ou l'origine des autres Membranes du corps ;
puiſqu'elles la prennent toutes également

Q

de l'humidé radical, on des parties qu'il
engendre. Si donc on pose l'ame dans la
dure-mere, & qu'on soûtienne qu'elle y
exerce toutes ses facultez qu'on expli-
quera par sa liaison avec toutes les Membranes du corps, l'on fera comm Descartes, qui la met dans la Glande Pinéa-
le; ou comme VVillis qui établit le siége
du sens commun dans les corps canelez,
celuy de l'imagination dans la substance
caleuse du Cerveau, & celuy de la mé-
moire dans sa substance corticale; ou bien
enfin l'on fera comme ceux qui la met-
tent à l'origine des Nerfs. D'où l'on voit
que ces hypotheses viennent de l'imagination; qu'elles ne sont point fodées dans
la nature, & qu'on les a inventées pour
expliquer le sentiment des Animaux, qui
a toûjours passé parmi les Philosophes,
pour un Phœnomene difficile à résoudre.

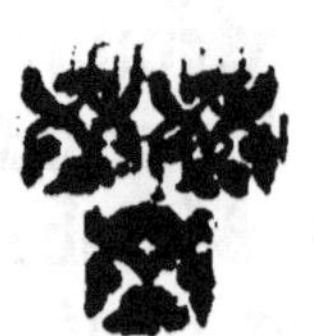

LE SENTIMENT DES ANI-maux est l'action qui résulte d'un tissu de Fibres, de Membranes & de Vaisseaux, qui ont entr'eux des raports & de la correspondance.

AFin de ne pas donner dans l'illusion, je suivray la nature dans la génération des Animaux, pour voir comment elle donne le sentiment à une chose qui n'en a point. Elle y montre que l'humide radical, dont les Animaux se forment, n'a point de sentiment ; que le sentiment se produit par une infinité de causes, qui n'en ont pas d'avantage ; que l'humide radical fait au commencement des constructions imparfaites, dont les parties, par trop de mollesse & faute de liaison & de raport les unes aux autres, n'ont point aussi la propriété de sentir. Cependant quand ces premieres constructions de parties ont aquis plus de consistence & de perfection, que les Fibres, les Membranes & les Vaisseaux se sont liez ensemble ; & qu'ils ont entr'eux du com-

merce, de la correspondance & les raports
néceffaires , ce tiffu devient capable de
fentir & de fe mouvoir. Le cœur du Poulet qui bat le troifiéme jour que l'œuf eft
fous la Poule, en eft un exemple ; car le
blanc de l'œuf dont il fe forme, & qui
eft fans fentiment & fans mouvement ,
paffe premierement par divers dégrez
d'alterations & de confiftances , avant
qu'il s'en forme rien. Il devient d'abord
clair & tranfparent ; puis il s'obfcurcit,
fe fait boüeux, & enfin s'épaiffiffant d'a-
vantage , il forme bien-tôt des Fibres,
des Membranes & des Vaiffeaux , qui pour
être trop lâches, trop mols, & fans cor-
refpondance, n'ont point encore le fentiment que le tout aquiert ; quand les
parties font devenuës fermes, fouples &
avec le raport de leurs propriétez. Car
c'eft de toutes leurs propriétez enfemble,
que réfulte celle du fentiment , comme
il fe voit par le cœur du Poulet ; qui en
moins de trois jours que l'œuf couve, a
du fentiment.

LE SENTIMENT LE PLUS

univerſel des Animaux, vient des cho-
ſes animées & vivantes, qui n'ont
point de ſentiment.

LE ſentiment des Animaux eſt donc
l'effet de pluſieurs cauſes qui n'en
avoient point auparavant ; & l'on peut
dire même que les cauſes qui le produi-
ſent actuellement, en ſont deſtituées, à
les conſiderer châcunes à part : Car l'on
ſçait aſſez, que le ſang qui contribuë au
ſentiment des Animaux, n'en a point ;
le ſuc nerveux n'en a pas d'avantage ;
puiſque la ſubſtance du Cerveau, d'où il
vient, en eſt privée ; les autres humeurs
qui y peuvent concourir, en ſont de même deſtituées, tout comme les Tuniques,
les Membranes & les Vaiſſeaux ; parce
que, ſi ces humeurs ne leur donnent point
la ſoupleſſe & l'agilité, dont elles ont
beſoin, & qu'elles n'ayent aucun raport
entr'elles, elles ne peuvent avoir de ſentiment pas plus que les Os. Comme donc
toutes ces cauſes, quoy qu'inſenſibles, ſont

pourtant animées & vivantes, il eſt à préſumer que le ſentiment des Animaux
n'eſt que l'action qui réſulte de quantité
de cauſes vivantes, qui concourent toutes
à produire le ſentiment dans un tiſſu de
matiere, qui l'aquiert ; quoyque de ces
cauſes il n'y en ait point, qui d'elle-même ait la propriété de ſentir ; non-plus
qu'il n'y a point de piéce dans un Moulin, ou dans une Montre, qui ait la propriété de moudre du bled, ou de marquer
les heures ; puiſque ces effets ne viennent
que de l'enchaînement, de la correſpon-
dance, & de l'action unanime des piéces
de ces machines.

LE SENTIMENT PARTICU-
lier des organes de nos ſens vient de
cauſes ſenſitives, modifiées par la ſtruc-
ture de l'organe.

SI donc le ſentiment des Animaux eſt
l'action qui vient du concours de plu-
ſieurs piéces liées les unes aux autres, que
l'humide radical a immédiatemét engen-
drées ; l'on peut voir pourquoy le ſentimét

se diversifie dans les organes des sens. Le fondement de ces organes que l'humide radical jette, est seulement animé & vivant; puis il s'en fait des tissus de Fibres, de Membranes, de Vaisseaux, de sang, & d'autres humeurs; mais dés que ces choses ont la consistence, la liaison, & les raports nécessaires, elles ont la vertu de sentir, avant même que l'organe soit dans sa perfection. Jusqu'icy le sentiment de l'organe n'est point different du sentiment commun, qui est le plus universel dans l'Animal; puis qu'il n'est encore que l'action ou le résultat des causes animées & vivantes. Il n'en est pas de même du sentiment particulier qui résulte de l'organe quand il est achevé, & dans sa perfection; car il n'est pas seulement la production des choses vivantes & animées, comme il étoit auparavant; mais il l'est aussi des choses sensitives. La vûë, l'oüie, l'odorat, le goût, &c. sont donc des sentimens particuliers, produits par quantité de causes ou de sentimens communs fort modifiez; lors qu'ils se terminent à l'organe immédiat de nos sens; c'est pourquoy, quand ils paſſent par les yeux, par les oreilles, par le nez, & par la langue, ils ſe font ſentir ſous des ſentimens de vûë, d'oüie, d'odorat, & de goût. D'où l'on voit que les ſentimens particuliers des Animaux viennent de ſentimens modifiez, ſelon la diverſité des organes par où ils paſſent ; & que la diverſité des modifications qu'aquiert leur ſentiment général dans les organes de leurs ſens, fait la vûë dans les yeux, loüie dans les oreilles, l'odorat dans le nez, & le goût ſur la langue. Si donc nous avions d'avantage de ſens, nous connoîtrions des choſes dans la nature, dont nous ne pouvons avoir d'idées.

IL Y A UNE CORRESPONDAN-ce incompréhenſible entre les organes des ſens, & de tout le corps.

APrés avoir ainſi marqué l'ordre que tient la nature, pour engendrer le ſentiment, & avoir vû pourquoy ſe font les ſentimens particuliers de nos ſens; l'on comprendra par ce qui ſuit, la grande rélation qui eſt entre les organes des ſens ; & tout le corps. Un Amant, lors que ſa Maîtreſſe lui jette de doux regards, en eſt enflâmé & tout émû ; le bruit qu'on entend, ſans ſçavoir d'où il vient, nous inquiete quelque fois, & nous épouvante ; l'odeur de roſe ou de muſc jette des femmes en des ſuffocations, qui leur bcul-verſent les entrailles : Il y en a qui ne goûteroient point de vin, ou ne ſçauroient manger de fromage, qu'il ne ſentent des troubles & des horreurs ; de même qu'on ne ſçauroit grater la plante des pieds à des perſonnes, qu'elles n'ayent des tréſail-lemens par tout le corps. D'où l'on voit, que comme il y a une merveilleuſe cor-reſpondance entre châque organe de nos ſens & les parties du corps, qui ne ſe comprend point ; l'on doit comprendre encore moins celle qui ſe fait, quand plu-ſieurs, & même tous les ſens ſont affectez à la fois. En effet, un homme à l'Opera, qui y voit tout illuminé avec divers ob-jets agréables, qui y entend un concert de muſique, qui eſt au milieu des parfums, qui goûte quelque choſe de délicieux, &

qui a des attouchemens, qui luy plaisent, peut être touché d'un si grand concours de passions, qu'il en est comme enchanté.

L'OUIE , L'ODORAT , LE GOUT ET

l'Atouchement n'ont point les uns aux autres la rélation , qu'ils ont châcun avec la perception.

PUisque tous les sens qui agissent en même - temps , produisent une perception confuse , elle ne l'est pas tant, quand ils agissent châcun à part. Cependant, l'Oüie, l'Odorat, le Goût & l'Attouchement sont des sentimens qui n'ont point entr'eux les raports, qu'ils ont châcun avec la perception ; puisque nous entendons sans sentir d'odeur ; que nous avons le sentiment d'odeur sans celuy du goût, & celuy du goût, sans autre sentiment sur la peau. Mais comme ces sentimens particuliers ne se font point, qu'ils ne soyent accompagnez de perception, à moins que de fortes causes ne l'occupent trop : Il faut avoüer qu'il y a une rélation merveilleuse & incomprehensible, entre l'organe de l'oreille en particulier, celuy du nez, de la langue, & de la peau, avec l'organe de la perception ou de la vûë. Ainsi il n'est pas difficile de voir pourquoy, quand on nous pique, nous en avons la perception en le moment ; puis que cela se fait par une enchainure de causes qui se font sentir vîte comme un éclair, à l'organe de nôtre perception.

Mais, si l'on vouloit débroüiller le cahos de toutes les causes qui contribuent à ce que la piqueure est à l'instant suivie de perception ; qu'on en voulût marquer les liaisons & les raports , avec ce que châque cause y contribuë précisément ; ce seroit une indice qu'on ne distingue point ce que nous pouvons , de ce que nous ne pouvons aprendre. Car tout ce qu'on doit avancer de raisonnable sur ce sujet, consiste à dire, que l'homme est un individu, dont les parties sont tellement liées & unies ensemble, qu'elles ont entre elles des raports & des commerces que nous ne concevons point , & que la perception de la douleur ne peut se faire que dans les yeux ; puis qu'ils sont les seuls

organes que nous ayons , capables d'a-
percevoir ; comme nous n'entendons que
par les oreilles , que nous ne flairons que
par le nez , & que nous ne goûtons que
par la langue , sans que nous puissions
mieux connoître comment se font en
nous ces sentimens , ni comment nous
nous en apercevons , que nous sçavons
comment nous marchons , quand nous
voulons ; puisque tout cela se fait par les
raports & les commerces imperceptibles
des parties du corps.

LE SENTIMENT QUE CAUSE
un objet , est toute la connoissance que
nous en avons.

SI nous ignorons les causes des effets,
qui nous touchent de si prés , nous
sçavons encore moins celles des autres
êtres naturels. Aussi nous ne les connoissons que comme un homme , qui enten-
doit sonner l'heure , & qui n'auroit jamais vû d'horloge, que par le déhors, ni
oüy parler de sa structure , de la liaison
de ses pieces , ni des contre-poids qui
la

la font sonner. Comme il n'en sçait point
les causes, ni comment cet effet passe par
le milieu de l'air, non-plus que la maniere que l'air entre dans les oreilles, &
qu'il y excite son sentiment avec la perception qui le suit de prés ; il ne sçait
aussi de tout cela, si-non qu'il a un sentiment de bruit. Nous ne connoissons point
autrement les choses de la nature : car
nous ne sçavons comment elles produisent leurs effets , comment elles parviennent à nous, ni comment elles agissent sur
nos sens ; nous ignorons même les causes,
pourquoy il resulte de leur action au de-
dans de nous , les sentimens que nous en
avons. Puis donc que nous ne voyons rien
dans toutes ces causes , ni dans les raports
qu'elles ont entr'elles, d'où resulte leur
effet ; il faut se contenter de les sçavoir
par leurs effets, sans nous ingérer d'entrer
plus avant dans leurs causes naturelles;
puisqu'elles ne se présentent à nous que
sous des aparances : c'est seulement ce
que nous en sçavons, & à quoy se réduit
toute nôtre science, encore ces aparences sont bien incertaines ; puisqu'une mê-

S

me chofe paroît à celuy-cy d'une maniere,
& à celuy-là d'une autre; & que la même
perfonne a dans des temps un fentiment
de l'objet, qu'elle n'a point en d'autres.
D'où il fuit qu'il fe trouve en nous un
fond d'incertitude infurmontable ; puifque les chofes nous paroiffét diverfement,
felon la dive-fité de nos temperaments.

DEMOCRITE DONNE AUX
*Atômes du fentiment, qu'Epicure leur
ôte : mais Lucrece & Gaffendy ne peuvent expliquer le fentiment des Animaux.*

CEtte doctrine du fentimæt des Animaux eft fort naturelle, & a toute
la folidité qu'on peut fouhaiter. En effet,
les chofes qu'elle enfeigne, fubfiftent toûjours & ne s'évanoüiffent point, fi-tôt
qu'on n'y penfe plus. Il n'en eft pas de
même de celle que nous aprennent fur ce
fujet les Phyficiens, tant anciens, que
modernes. Démocrite, par exemple, fup-
pofe des Atômes animez & naturellement
fenfitifs, pour expliquer le fentiment des

Animaux ; mais il s'eſt trompé, pour n'a-
voir pas conſulté la nature dans leur génération : Car il y auroit vû que le ſentiment eſt l'effet d'une conſtruction de Fibres, de Membranes, de Vaiſſeaux & d'humeurs, qui ont entr'elles certains raports ;
& que cela ne peut convenir à un Atôme.
Epicure ôte avec raiſon le ſentiment aux
Atômes ; mais il ne ſçait comment expliquer ce phœnomene de la nature ; puiſque Lucrece & Gaſſendy n'ont pû reſou-
dre la difficulté que lui fait Galien , qui
lui objecte, que *ſi un Atôme n'a point de
douleur ; puiſqu'elle n'eſt pas capable d'alteration ni de ſentiment, deux , trois,
quatre & d'avantage , n'en doivent pas
plus avoir qu'un monceau de terre que
l'on bécheroit ; & comme les doits croche-
tez les uns aux autres ſe ſéparent ſans
douleur, de même les Atômes n'en doivent
point ſentir , quand on les ſepare ; puiſqu'elles ne font que ſe toucher comme les
doigts.*

Si les Atomiſtes n'ont point expli-
qué le ſentiment des Animaux, pour n'en
avoir point cherché la cauſe, où elle étoit,

& où ils l'auroient vûë aparament , ils
n'expliquent pas mieux par leurs Atômes,
les qualitez fensibles des corps ; pourquoy,
par exemple , des chofes font falutaires,
& d'autres des poifons ; car cette differen-
çe ne vient point de la nature des Atômes , comme ils le veulent, elle vient feulement de la difference des tiffures particulieres , qui fe font de l'union des Atômes. D'où il fuit qu'il eft fort inutile à
un Phyficien de fçavoir, s'il y a des Atômes , ou s'il n'y en a point , pour expliquer les phœnomenes de la nature ; auffi
tels principes ne font point d'ufage en
Phyfique.

LES ESPRITS ANIMAUX N'ONT pas plus de fentiment que les Atômes d'Epicure.

LEs Phyficiens modernes ne fe trom-
pent pas moins que Democrite, lors
qu'ils donnent du fentiment aux efprits
Animaux ; comme s'il ne tenoit qu'à nous
de faire de la nature ce qu'il nous plaît ,
d'y ajoûter ou d'en ôter , felon que la chofe s'accommode à nôtre phantefie. Ils

regardent

regardent ces esprits, comme des sels volatils huileux, comme un feu ou une petite flâme qui se porte comme des éclairs, de la tête aux pieds, & des pieds à la tête. Ils leur accordent encore bien d'autres prérogatives ; puisqu'ils leur font faire tous les mouvemens des Animaux, & tous leurs sentimens : car si on les en croit, ces esprits voyent, entendent, flairent, & goûtent : il leur donnent même toute l'intelligence des Bêtes, & en font les instrumens immédiats de la nôtre ; enfin ils en font l'ame sensitive des Bêtes, & ils les revêtent de toutes ses qualitez. Cependant ces attributs qu'ils accordent si liberalement aux esprits Animaux, s'évanoüissent d'eux-mémes, si-tôt que la nature nous montre qu'ils n'ont pas plus de sentiment que les Atômes d'Epicure ; & que les Physiciens modernes leur en ont fait un don, comme Démocrite le fit autrefois aux Atômes.

T

LE PERE MALLEBRANCHE
*fait faire tout à Dieu : Il prend la na-
ture & ses propres conceptions pour
Dieu même.*

S'Il y a des Physiciens qui attribuent
à des choses purement naturelles, des
qualitez qu'elles n'ont point, bien que ces
qualitez soient dépendentes de la nature;
il y en a d'autres qui associent à la nature des choses qui ne sont point de son
ressort. *Le Pére Mallebranche est de ce
nombre* : il veut que Dieu fasse tout immédiatement dans le monde; qu'il soit le
lien des corps, leurs actions, leurs vertus, &
leurs propriétez. A l'en croire, la matiere
n'est que de l'étenduë , telle à peu prés
que la conçoivent les Atomistes dans leurs
espaces imaginaires : ainsi elle n'est point
capable d'action, non-plus que nôtre ame,
lors qu'elle sort des mains de son Créateur,
qui l'infuse quand nous naissons. L'ame
& le corps sont donc toûjours des choses
informes & sans propriétez. Cependant
comme il est certain que l'ame & le corps

agiſſent reciproquement l'un ſur l'autre,
le Pére Mallebranche fait intervenir Dieu,
pour être l'union & le commerce de ces
deux créatures ; ſans quoy elles ſeroient
comme deux blocs de marbre, qui ſe toucheroient, & ſeroient toûjours immobiles.
Dieu eſt donc, comme il le penſe, le ſeul
principe d'action ; il eſt l'union de l'ame
& du corps ; il en eſt tout les raports, les
actions, les contradictions, & les incerti-
tudes. Aprés ce principe qu'il trouve ſi
bien établi, il ne s'amuſe point à obſerver la nature dans ſes générations & dans
ſes corruptions, pour voir ce qui en eſt;
il ſe ſert conjointement avec Dieu, de
cauſes occaſionnelles, du choc des corps
& de la communication des mouvemens,
pour expliquer ſans peine, d'une maniere
claire & diſtincte, tous les effets de la nature. Ces principes luy paroiſſent ſi fer-
tiles & ſi commodes, qu'il luy eſt auſſi aiſé
d'expliquer & de comprendre, comment
Apulée fut changé en Ane, aprés s'être
oint d'un onguent, qu'il revint de ce triſte
état, aprés avoir mangé des roſes. Car
Dieu par ſa Toute-puiſſance, & à l'occa-

son de cet onguent & des roses, peut faire l'un comme l'autre. Ainsi il n'y a point de Prestige ni de Magie qu'il ne conçoive, & qu'il n'explique par tels principes. Il explique de même tous les autres effets de la nature, & en a la connoissance qu'il souhaite, tant il est facile à contenter en fait de Physique, & qu'il pousse peu loin ses vûës.

Sa Philosophie qui fait faire dans la nature immédiatement tout à Dieu, ressemble fort à celle de Démocrite, qui veut que les Atômes ayent du sentiment & de l'intelligence; qui donne le nom de Dieu aux émanations des objets, à leurs images & à nos idées: Car elle enseigne, *Que nous voyons toutes choses dans l'Etre infini, dans Dieu.* Cette pensée est une illusion; puisque nous ne voyons, & que nous ne raportons rien aux objets, qui ne soit en nous, sans pouvoir être ailleurs. D'où il suit que tout ce que nous voyons, & qu'il apelle Dieu, ne peut être que nôtre idée ou nôtre perception, qui n'est point hors de nous; ce n'est donc point le vray Dieu, qu'il nous présente par sa Philosophie:

Bien plus, l'idée que nous avons de Dieu,
ne vient point de Dieu, comme il le fu-
pofe ; car elle eſt un effet de caufes qui
font en nous, bien differentes de Dieu,
fans que ces caufes puiffent nous aprendre ce qu'il eſt. Qu'on regarde le Soleil
ou la flâme, & qu'on paffe à l'obfcurité,
on s'aperçoit d'un rouge trés - vif, qui fe
voit même fans cela, quand on fe preffe
le coin de l'œïl : or ce fentiment ne peut
être ailleurs qu'en nous ; bien que ceux
qui fuivent fa Doctrine, le prendroient
volontiers pour le Dieu confumant, dont
parle l'Ecriture. Car ils penfent que les
aparences des objets & toutes nos illufions font Dieu, par cette feule raifon,
qu'ils ne conçoivent pas d'autres caufes,
que Dieu qui puiffe produire nos idées ;
la matiere & nôtre ame, que Dieu à
créées fans mouvement & fans action, à
ce qu'ils croyent, ne pouvant point fe
donner ces fentimens : D'où ils concluent,
que Dieu en eſt la feule & l'unique caufe ; qu'il les tromperoit, s'il ne l'étoit pas ;
puifqu'il eſt effentiellement nôtre idée, &
la chofe même qu'elle répréfente & qu'-

elle raporte au dehors. Ils soûtiennent ce
paradoxe sur ce principe seulement , que
tout ce qu'ils conçoivent clairement &
distinctement, est vray & indubitable : comme si nous ne concevions pas de même
le mensonge & la verité , & que nos conceptions fussent toûjours justes , sans que
nous puissions nous tromper , comme il
arriveroit à ceux qui par hazard conce-
veroient les choses autrement , que ne font
ces Philosophes.

COMMENT LE PERE MALLE-branche s'est pris à faire son Systême.

IL a vû que la force de la nature ou
son mouvement est un principe trés-
simple, qui se trouve dans tous les effets
& dans toutes les causes ; enforte que rien
ne s'y passe, que le mouvement ne soit de
la partie, & qu'il ne l'execute immediatement : Mais, bien que le mouvement
soit un mode ou une propriété essentielle
de la matiere, où il est toûjours inherent,
le Pére Mallebranche le separe pourtant
de la matiere par la pensée, & lui donne

dans cet état de l'intelligence, comme les
Payens donnoient de la connoissance aux
Statuës qu'ils adoroient, & qu'ils prenoiët
pour leurs Dieux. Du mouvement ou de
la force de la nature, il en a donc fait
une substance spirituelle, comme est son
ame, & il l'a répanduë par tout l'univers,
comme l'est le mouvement ; afin d'aller
au devant des difficultez fâcheuses qui lui
seroient venuës de la plus saine Théologie, s'il eût attribué l'Intelligence Divine
à de la matiere. Par cette adresse il a évité
l'écueil, où il auroit échoüé, & qui luy
auroit été d'un grand préjudice, par raport à sa profession. Il a donc travesti le
mouvement de la nature en une substance, & en a fait ainsi une substance spirituelle, sans qu'on pût lui attribuer d'é-
tenduë, ni d'être dans un lieu à la façon des corps ; il lui en a ensuite donné
de l'intelligence, comme la sienne propre ;
& l'a enfin renduë autant infinie que son
esprit conçoit l'infini ; sans considerer,
quoy qu'il en dise, que son intelligence
crée, est bien differente de celle qui ne
l'est pas ; & que les causes qui font agir

son intelligence, n'affectent jamais celle de Dieu : puisqu'avant la création du monde, Dieu étoit tout ce qu'il est présentement. Ce que ce Pére apelle Dieu, ne peut donc être le vray Dieu, & n'est que le mouvement, qui est dans le monde ; car le mouvement y fait immédiatement tout ce que cet Auteur fait faire à Dieu. Aussi il ne sçauroit prouver que l'Air, l'Eau, les Pierres, &c. ayent d'intelligence : il pourra se le persuader luy-même, s'il considere les dégrez & les moyens, par où sa propre intelligence s'est accruë depuis sa naissance, jusqu'à l'heure qu'il a publié ses Livres ; car il verra que pour venir au point où elle est, son corps a subi quantité de changemens, de même que son intelligence, qu'il sçait bien qui s'éface de temps en temps, sur tout quand il dort ; deffaut qui ne se peut attribuer sans impieté à l'Intelligence Divine, qui veille toûjours.

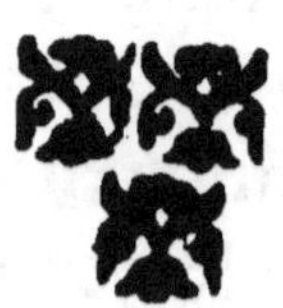

LE PERE MALLEBRANCHE

prévoit, que les principes de sa Métaphysique ne sont pas solides.

CE Pére a dit souvent qu'il nous manquoit une bonne Métaphysique. Aveu qui fait sentir qu'il se défioit de la sienne, & qu'il ne pensoit pas qu'elle eût assez de solidité. Il avoit raison ; car son imagination le mene à la traverse dans ses Méditations Métaphysiques, comme dans ses autres écrits. Il attend que son intelligence soit venuë à son plus haut periode, pour les commencer par douter, s'il a un corps, & s'il y a de l'étenduë dans le monde. Il prétend qu'il ne le voit que par la Foy d'un bon Chrétien : car ses ébats, ses exercices d'enfance, ni tous ses sens ne le luy avoient point apris auparavant. Aprés s'être ainsi transformé en homme spirituel, & avoir laissé son corps, comme une chose inutile & incommode à ses Méditations, il s'informe d'où lui viennent ses pensées : mais comme il n'en est pas le maître, qu'il en a qu'il ne vou-

V

droit pas avoir, il les attribuë à Dieu, sans
hesiter, & veut que ce qu'il voit, soit la
propre substance de Dieu; de même que
les émanations ou les images des objets;
s'accusant d'imprudence d'avoir jugé autrefois qu'il existoit hors de lui, quelqu'-
autre Etre que Dieu. Il prouve ensuite
l'existence de Dieu, par l'idée d'une infinité de perfections qu'il se trouve en
l'esprit, qui lui viendroient du néant,
s'il ne les recevoit pas de Dieu. De-là il
passe à la cause de ses erreurs, & croit que
la volonté en est la source, sans que son
entendement y contribuë, comme si l'entendement & la volonté differoient autrement qu'à certains égards; puisque l'entendement est un panchant, dont la volonté est l'execution. De-là il tire le moyen
de ne plus tomber dans l'erreur, & prétend qu'il n'y a qu'à aquiescer à ce que
son entendement luy répréfente clairement & distinctement; bien que les An-
tropomorphites se représentoient Dieu,
sous la forme d'un homme, aussi clairement & distinctement qu'il le conçoit
luy même, sous la forme spirituelle. Il par-

le enfuite de l'ame des Bêtes , & fe contente de dire qu'elles font de pures machines ; comme fi le mouvement de fon corps
ne fe faifoit pas d'une maniere machina-
le , & qu'il pût fçavoir que fes penfées
mêmes les plus fpirituelles,ne tiennent rien
de la machine de l'organe, qui en eft le fiége ; il finit enfin fes Méditations par la
Liberté : mais parce qu'il feroit délicat
de foûtenir qu'il n'en a pas , il accorde
la néceffité de fes actions avec la liberté
qu'il fent avoir , & fe contente de dire ,
que Dieu n'agit point en luy , qu'il n'incline en même-temps fa volonté , quoyque fes inclinations & fa volonté foient la
même chofe par fes principes ; puifque
Dieu conftitue l'effence de celle-cy, comme de celles-là.

Que penfez-vous , Monfieur , de ces
Méditations ? Elles ont toutes l'air d'un
Roman , où l'on affecteroit le merveilleux,
pour attirer d'avantage l'attention du Lec-
teur ; car de la maniere qu'on nous y peint,
nous fommes méconnoiffables : Dieu luy-
même , qu'on met fur la Scene , comme le
feul Acteur , n'eft point celuy qui a créé

l'Univers. Si le Pére Mallebranche y eût pensé, & qu'il fût allé le droit chemin, sans se laisser emporter à ses imaginations, qui naturellement n'ont point de bornes ni de regle, il auroit apris que la question de Dieu est comme une pilule qui devient plus amere, quand on la remache, & que cette question apartient de droit à la Théologie, & non à la Métaphysique. Il ne devoit donc point employer Dieu par tout, comme il a fait : mais puisqu'il vouloit écrire sur la Métaphysique, il auroit mieux tourné ses vûës sur les actions de la nature, les séparant de leur sujet par la pensée; & il auroit trouvé là de quoy remplir toutes ses Méditations. Par cette route, il ne se seroit jamais avisé de prendre des actions naturelles pour Dieu, de les prendre pour nôtre ame, ni pour toute autre substance spirituelle. Si donc il se fut conduit de la sorte, que la nature l'eût guidé & non son imagination, il auroit proposé les choses comme elles sont, & auroit évité les insultes & les railleries ausquelles il s'est exposé, par les consequences qui se peuvent tirer de sa Doctrine.

LES

LES CAUSES OCCASIONNEL-
*les font des Chymeres ; & le Pére Mal-
lebranche prend fes Vifions pour des fubftances fpirituelles.*

SAns s'informer qui fent des douleurs
dans la goute & dans la colique, faifons, Monfieur, cette queftion ; & deman-
dons à ce Pére fi l'on fouffre dans les En-
fers ? Car il veut que fon Ame & fon Corps
ne foient pas plus capables de fentir de
douleur, qu'une pierre qu'on met comme
pour en faire de la chaux. Mais, au four,
il n'y a dans ces lieux que des cris, des
peines, & des allarmes ; ce ne peut être
que Dieu, à fuivre fes principes, qui ait
ces inquiétudes & ces tourmens ; puifqu'-
il eft toutes nos fenfations & nos penfées.
Cependant s'il porte fa vûë au milieu des
plus ardens fournaux, il voit que Dieu n'y
fouffre point. Il tombe donc dans une ma-
nifefte contradiction ; puifqu'il fait que
Dieu eft capable de fouffrir, & de ne pas
fouffrir en même-temps. Peut-être fe re-
leve-t'il de cet inconvenient par fes cau-

ses occasionnelles. Mais si le feu brûle le bois, & qu'il enflâme la poudre, il ne le fait que par sa nature propre & par les raports qu'il a avec la nature ou la tissu-re de ces corps, & non pas par les causes occasionnelles qu'il a inventées. Les Miné-raux, les Plantes & les Animaux s'en-gendrent de même par leur propre nature, sans qu'il soit besoin de faire intervenir de causes occasionnelles, de choc des corps, & de communication des mouvemens. Comme donc il croit que c'est Dieu qui en est toutes les causes & qui les fait; c'est comme s'il disoit que Dieu fait ces productions, parce qu'il les fait; ce qui est une pétition de principe ou un rai-sonnement fort vitieux : ainsi les causes qu'il raporte pour résoudre les difficultez qu'on peut lui faire, ne sont propres qu'à jetter de la poudre aux yeux, & à mon-trer combien sa Philosophie est mal fon-dée.

Si loin qu'il jette la vûë, il ne voit que la substance de Dieu ; il se met peu en pei-ne de son corps, & il croit que son ame est plus où elle pense, que dans le sujet qu'-

elle anime. Par ce principe , il fait à l'inftant le chemin qu'il luy plaît : Il eſt au
Ciel , il ſe promene dans le Paradis ; il
viſite l'Enfer , ſans rien craindre ; il va
aux quatre coins du monde ; il pénétre au
centre de la terre , & en parcourt toutes les
Régions. Ainſi, Monſieur , ſi vous couhez
ce ſoir à Paris, vous paſſerez la nuit à Pe-
ckin ou à Macao ,ſi vous l'en croyez : car
il ne faut que le vouloir , & vous y ſerez
réellement & de fait. Par ce ſécret on peut
allier le Ciel avec la Terre , le Paradis
avec l'Enfer , & concilier ſans peine les
plus grandes contradictions; puiſqu'il n'y
a qu'à les unir par la penſée, d'une maniere claire & diſtincte , afin qu'elles ſoient
vrayes : c'eſt ſur tout à ces hautes ſpécula-
tions que le Mallebranchiſme s'aplique.
Il comprend les choſes ſpirituelles, comment elles ſe diſtinguent des materielles,
comment elles s'uniſſent aux corps ; pourquoy elles les pénétrent ſans les alterer;
pourquoy elles n'occupent point de lieu,
quoyqu'elles y ſoyent préſentes ; & pourquoy enfin elles font toutes les propriétez des corps , ſans y ajoûter ni en dimi-

nuer rien : D'ailleurs enseignant que tout
ce que nous voyons, & ce que nous sommes principalement, est la propre substance de Dieu ; il faut croire que les Phréné-
tiques la voyent, comme les plus sensez ;
que ces Mélancholiques, dont vous avez
oüi parler, qui dans leur lit, tandis qu'ils
dorment, s'imaginent être au Sabath,
l'ont toûjours présente, & ne voyent autre
chose. Mais, comme il y en a, qui aprés
le someil, s'imaginent encore que leur
songe est vray, & qu'ils ont vû effectivement tels & tels danser autour d'une Poële ;
le Mallebranchisme se trouve frapé de
même ; il soûtient que ses réveries sont des
choses réelles, bien qu'il soit éveillé.

C'est la difference du tempérament,
qui fait que les uns sont de bon sens, &
que les autres n'en ont point ; qui fait aussi que les uns croyent à leur visions, comme à des veritez incontestables, & que les
autres n'y ajoûtent point de foy, les re-
gardant comme de simples aparances &
des effets de phantaisie, qui se passent en
nous, & qui ne peuvent être où nous les
raportons. D'où il est clair que la Doc-

trine du Pére Mallebranche qui n'eſt fon-
dée que ſur l'imagination, ne peut aprendre que des chymeres ; puiſque ce que nous
imaginons n'eſt rien hors de nous, & que
la Subſtance Divine eſt trés-réelle. Vous
ne ſçauriez mieux voir que dans ſon Traité de la Nature & de la Grace, le jeu qu'-
il donne à ſon imagination : Il en fait ce
qu'il veut, rien ne le gêne ; il y accommode les choſes à ſa phantaiſie ; mais vous
ſçavez combien ce principe eſt volage &
trompeur , & qu'il y a peu à s'y fier ; car
la phantaiſie allie ſans ſcrupule ce qui eſt
naturellement ſéparé , & ſépare ce que
la nature tient uni ; elle ajoûte même aux
choſes, ce qui n'eſt point de leur reſſort :
Auſſi quand on ne la ſçait point régler , &
qu'on l'abandonne à ſa diſcrétion , elle
n'engendre que confuſion & qu'extravagance. Comme elle eſt la Directrice abſoluë du Mallebranchiſme , il n'eſt point
ſurprenant qu'elle entreprenne d'expliquer, par des raiſons naturelles , les Myſte-
res de la Réligion : puiſqu'elle allie les
choſes les plus incompatibles , quand il
luy plaît. A ce propos , je vous diray ,

que me promenant un jour avec un Théologien, fort entêté de cette Philosophie, il me dit que nous ne voyons point de pierres, de grains de sable, & d'autres corps, qui ne soient de petites images de la Trinité : la pensée me surprit ; mais il ne parla plus sur ce sujet, si-tôt que je luy eus déclaré, qu'il falloit qu'il prit la substance du grain de sable pour le Pére, le grain de sable qui en est produit, pour le Fils, & les propriétez de ce grain de sable, qui naissent de l'un & de l'autre, pour le Saint Esprit.

IL N'Y A POINT DE LIBERTÉ d'indifference absoluë qui vienne de la nature ; tout s'y fait nécessairement.

LE Mallebranchisme ne fait point croire que nous ayons de liberté ; puisqu'il enseigne que nous sommes seulement un corps & une ame ; & que nôtre corps & nôtre ame n'ont pas plus de sentiment, de mouvement & de raports ensemble, que deux blocs de marbre, qui seroient en répos & qui se toucheroient :

C'eſt pourquoy, il fait intervenir Dieu , qui en eſt luy-même l'union , les ſenſations, les penſées & l'intelligence, & qui en fait toutes les actions : D'où il ſuit , au ſens du Pére Mallebranche , que Dieu force ſon corps & ſon ame à executer la volonté de ce Pére , comme ſi ſon corps & ſon ame étoient capables de volonté ; puiſqu'ils ne ſont pas plus propres à en avoir que deux blocs de marbre , qui ſont en répos. Comme donc ces blocs de marbre ſont abſolument ſans liberté , il faut dire que ce Pére n'en a pas d'avantage. La liberté qu'il ſent avoir ne vient point de luy-même, c'eſt Dieu qui la luy donne , qui eſt ſa liberté, comme il eſt tous ſes ſentimens qu'il lui communique , à peu prés comme un corps communique ſon mouvement à un autre corps. Ce bon Pére avance donc une choſe contre ſes principes, quand il dit qu'il a de la liberté : car de ſon aveu il n'en peut pas plus avoir qu'une ſouche. Bien plus, le Dieu dont il nous parle , n'a point de liberté par les qualitez qu'il lui donne ; car il le rend eſclave des cauſes occaſionnelles du

choc des corps, & de la communicatio
des mouvemens ; puifqu'il ne produit le
effets de la nature, que par ces moyens.
Quand ce qu'il nomme Dieu, gronde dans
les airs; qu'il fait les vents, les orages &
les éclairs ; qu'il fubmerge les Vaiſſeaux;
qu'il renverſe les Maiſons ; qu'il foudroye
les Chênes & les Rochers , comme les
Hommes & les autres Animaux ; il ne le
fait jamais, qu'il n'ait difpoſé les cauſes
& les inſtrumens propres à executer tous
ces Phœnomenes : D'où il fuit que le Dieu
du Pére Mallebranche, fait les choſes côme
la nature, qu'il eſt la nature même; qu'il n'eſt
ſpirituel ni intelligent , que parce qu'il
la conçoit ainſi, lui apropriant ſa propre intelligence , comme les Payens transferoient
la leur aux Statuës, qu'ils Déïfioient.

La liberté naturelle que nous avons, eſt
l'effet de quantité de cauſes qui ſe fuccedent les unes aux autres , & qui concourent unanimement à le produire ; à peuprés comme un Horloge qui marque les
Heures , le mouvement de la Lune, celui
du Soleil, &c. Car , fi l'on fupofoit que
l'Horloge a du fentiment , elle peut s'a-

percevoir

percevoir comme nous qu'elle fait les
chofes fans contrainte & avec liberté,
quoyqu'elle les faffe par des caufes néceffaires. Cette liberté n'exclud donc point
la néceffité des caufes : d'où l'on voit
que la liberté d'indifference que nous
avons, à prendre ce terme à la rigueur,
n'eft point une chofe qui vienne de la nature. Ce n'eft pas que nous ne nous trou-
vions fouvant dans un état, où les caufes
par les raports qu'elles ont enfemble, font
indifferentes à produire un effet plûtôt qu'-
un autre : mais cela n'établit point la liberté d'indifference abfoluë. Car comme la Vie eft dans un contiuel changement,
& qu'elle n'eft pas un moment dans la même affiéte, il s'ôte ou il furvient toûjours
quelque caufe qui fait pencher la balance qui étoit auparavant en équilibre.
C'eft ainfi qu'un homme qui eft dans un
état nonchalant, qui ne penfe à rien &
qui ne fçauroit dire ce qu'il veut, fe tire
de cette indifference par le vin qu'il boit
avec fes amis : car il en eft égayé ; il a des
penfées qui ne lui feroient point venuës,
& des défirs qui le portent à faire bien des

Y

chofes ; au lieu qu'un autre qui eſt fort éveillé, qui penſe à beaucoup d'affaires & ſe forme des deſſeins, perd tout cela , & n'eſt plus touché de rien , que de dormir, s'il prend de l'*Opium* : D'où il eſt clair, que des cauſes naturelles font pencher la balance, qu'elles donnent nos inclinations, quoy qu'elles ſoient des cauſes néceſſaires ; il ſuit encore que nous devons ſentir, faire les choſes librement ; quoy que nous les faſſions néceſſairement. Ainſi la volonté qui tient toûjours au bout de nos penchans ou de nos inclinations , doit auſſi être l'effet de quantité de cauſes néceſſaires, & non d'une ſeule. Cependant , bien que nôtre ame ſe laiſſe ſouvent entraîner par la force des cauſes naturelles , & qu'elle y ſuccombe quelque fois ; cela n'empêche point qu'elle n'ait la force & la liberté de faire ou de ne pas faire les choſes ; puiſque cette liberté eſt une de ſes propriétez eſſentielles. Mais, comme cette liberté de nôtre ame eſt toute Théologique & Spirituelle, quand on la conſidere ſans aucun raport au corps , ce n'eſt point de cette espece de liberté dont je parle ; je me contente de la croire , comme l'Eglise l'enseigne.

LE REVEREND PERE LAMY,
Bénédictin ne pense pas juste ; quand il soûtient que les plaisirs & les chagrins ne dépendent point du corps.

LE propre du Mallebranchisme, est de craindre qu'on attribuë quelque vertu à la matiere. Le Reverend Pére Lamy, Bénédictin , sçauroit qu'en dire ; car s'il avoit assisté au Conseil de Dieu, lors qu'il créa la matiére , il auroit sans doute été d'avis qu'il n'en étoit pas besoin. Il y auroit remontré que Dieu pouvoit faire à l'occasion de ses pensées , sans le secours de la matiere ; ce qu'il fait présentement à l'occasion du choc des corps & de la communication des mouvemens ; puis il auroit mis le monde au point où il le désire , & en auroit fait une nature toute spirituelle, sans plus craindre que la matiere le traversât dans ses idées immaterielles & toutes spirituelles , dont il sçait si-bien prou-

ver l'exiſtence , page 361. où il dit , ce
ſont ſes paroles : *Il eſt faux que je n'aye
de ſentiment que par l'entremiſe du corps;
puiſque j'en ay ſouvent qui n'y ont nul
raport , comme le plaiſir que j'ay ſouvent
d'avoir fait une action loüable , & le chagrin de n'avoir pas réüſsi dans une entré-
priſe ; ce qui conſtament n'eſt point excité
par le corps.*

Ces raiſons, Monſieur, ne vous perſua-
dent-elles pas, que le corps n'eſt point capable, ni de plaiſirs ni de chagrins ; puiſque ce
bon Pére les croit ſi juſtes , & qu'il les apuye
ſur un fondement qu'il croit ſi ſolide ?
Mais ne penſeriez vous point auſſi que les
Bêtes ont ces paſſions comme nous , &
qu'il ſe trompe ; parce qu'il prend une
infinité d'actions purement materielles
pour des choſes toutes ſpirituelles : ſon
eſprit rendant ſpirituelles & intelligentes,
les actions du corps, aprés les en avoir ſé-
parées par la penſée ; & que d'une infinité d'actions corporelles , il en fait une
ſeule , telle que le plaiſir ou le chagrin.
Mais cela vous feroit dire peut-être, que
nous n'avons point de ſentiment , que par
l'entremiſe

l'entremife du corps ; & vous feroit examiner contre ce Pére, s'il ne peut avoir quelque-fois des fentimens fans perception ;
puifque ,fi on le piquoit légérement au milieu d'un profond fomeil, il le fentiroit &
fe rémueroit, fans s'en apercevoir. Il a eu
fans doute des fentimens & des mouvemens dans le ventre de fa Mére; & s'il s'en
eft aperçû, il peut s'en reffouvenir, comme Pythagore qui fe fouvenoit d'avoir
efté au Siége de Troye , quatre cens ans
avant fa naiffance. Un Enfant dans le ventre de fa Mére a fes plaifis & fes chagrins,
à peu prés comme il en a , fi-tôt qu'il eft
au monde où il crie & s'apaife , quand
on l'alaite. Il n'a pourtant point encore
d'intelligence, il n'entend pas même , ni
ne flaire; ainfi fon corps paroît être alors
le feul fujet de ces paffions : D'où l'on voit
combien eft foible la preuve de ce Pére,
qui veut nous perfuader,que nous avons
des plaifirs & des chagrins qui ne dépendent point du corps. Si fa Théologie ne
l'eût pas préoccupé, il auroit vû que la
Nature ne fait rien fans le corps : mais il
décide vîte , & n'examine pas trop févé-

Z

rement ce qu'il avance.

Le Mallebranchifme eft de nature à prendre un grand air d'autorité, & à affûrer, comme vrayes, des chofes trés-fauffes, à examiner peu fcrupuleufement les caufes des effets de la nature, à prendre les moindres aparances pour de fortes preuves, & à fe laiffer conduire à fa propre imagination fans autre guide. La préfomption où il eft, que fes penfées ont toute la réalité que Dieu peut avoir, eft caufe de tous fes égaremens. Auffi cette Philofophie a tant de défauts par les confequences qu'on en peut tirer, & elle s'apuye fur un fondement fi léger, fi variable & fi incertain, qu'il n'y a que quelques Théologiens de temperament qui penche au Phanatifme, qui s'y apliquent, & qui la trouvent de leur goût.

SPINOZA VEUT QUE TOUT

penfe dans le monde, & que la penfée y conftruife les mixtes.

S Pinoza, qui n'a pas eu les égards du Pére Mallebranche, donne à toute la

Nature le nom de Dieu, à la matiere comme au mouvement de la matiere. Il enfeigne dans fa Morale, qu'il n'y a qu'une
fubftance, dont les attributs effentiels font
l'étenduë & la penfée ; en forte que tous
les corps de la Nature ne font que des modifications de cette fubftance, entant qu'-
elle eft étenduë, & qu'elle penfe. Il n'y
a donc rien felon ce Philofophe, qui ne
penfe dans la Nature : mais, bien que ce
qu'il avance paroiffe d'abord fort étrange, l'on voit pourtant, quand on s'aplique
à fuivre fa Doctrine, ce qu'il entend par
les termes de penfée ou d'intelligence, qu'-
il donne aux Plantes, aux Minéraux &
aux corps les plus infenfibles : Car il s'eft
imaginé que la tiffure des corps faite de
la fubftance en tant qu'étenduë, ne peut
être fi artiftement arrengée que par de
l'intelligence ; parce qu'une telle fubftance
ne peut fournir que des materiaux propres
à fabriquer ces tiffures ; au lieu que cette
même fubftance, entant qu'elle penfe ou
qu'elle a de l'intelligence, les conftruit &
leur donne la forme, les vertus & les propriétez qu'elles ont. Mais fi le mouve-

ment, qui coule de l'eſſence de la matiere comme de ſource , peut faire ſans intelligence tout ce que la Nature produit, il
n'eſt pas beſoin de multiplier les êtres ſans
néceſſité, & de donner à des pierres & à
des Métaux des penſées qu'ils n'ont point.

Si Spinoza s'étoit aviſé de ſuivre la Nature dans la génération des Animaux , &
qu'il eût obſervé ce qui ſe paſſe depuis
leur origine juſqu'à leur perfection, ſans
qu'il eût eſté juge & partie dans ſes ſpeculations, il auroit vû qu'un enfant dans
le ventre de ſa Mére n'a point d'intelligence , & qu'il n'en a pas même , ſi-tôt
qu'il eſt venu au monde. Puis donc qu'il
croit que tout ſe fait naturellement , il
auroit compris qu'il faut beaucoup de
temps à la Nature pour faire de l'intelligence ; que le circuit qu'elle prend pour
en venir à bout eſt grand , & qu'elle ne
peut executer vîte ce que ſa propre imagination luy fait faire d'abort. La penſée
dont Spinoza eſt ſi prodigue , eſt un ouvrage de long cours , qui demande quantité de préparatifs & de conditions , ſans
quoy elle ne ſçauroit éclore. L'on pourroit

demander à Spinoza, où à ſes Sectateurs, pourquoy ils ne donnent point à la Nature & aux corps particuliers qui y ſont, l'oüie, l'odorat, le goût & le ſentiment, comme ils leurs donnent la penſée ; car ces facultez vont de concert avec la penſée ; elles la précedent même. En ce cas il en ſeroit peutêtre des Spinoziſtes , comme des Carteſiens qui ôtent aux bêtes le ſentiment, & leur accordent le mouvement ; comme ſi le ſentiment , quel qu'il ſoit, n'étoit pas une compoſition & une modification de mouvement. Car , ſi je ne me trompe , les Spinoziſtes ôtent à la Nature les ſentimens de l'oüie, de l'odorat , du goût & de l'atouchement, & ne luy accordent que la penſée ou l'intelligence ; comme ſi la Nature n'avoit que l'organe de la penſée ou de l'intelligence , ſans avoir d'autres eſpeces de ſentimens. Or c'eſt-ce qu'il faudroit prouver par des raiſons évidentes , ou avoüer que la Doctrine de Spinoza eſt une invention de l'eſprit humain.

Ce qui fait bien voir que la Doctrine

de Spinoza n'eſt que phantaiſie & qu'une
pure fiction, c'eſt quand il dit qu'il reſte
aprés la mort quelque choſe à ceux qui
durant leur vie avoient de l'eſprit avec
des idées claires & diſtinctes ; mais aux autres il ne reſte rien , & tout meurt avec le
corps : comme ſi nos idées claires ou confu-
ſes ne s'éfaçoient pas également aprés la
mort ; puiſque cela leur arrive tous les
jours dans la vie. Si Spinoza eut eſté docile,
& qu'il eût eu des égards pour la Réligion,
il auroit ſuivi des principes bien plus ſurs,
que toutes ſes ſpeculations. Il auroit crû
que l'ame de tous les hommes eſt ſpirituel-
le & immortelle ; que Dieu eſt incomprehenſible ; qu'il eſt par tout par ſon eſſence ; qu'il a créé l'Univers ſans en faire
partie, non plus qu'un Machiniſte ne fait
point partie de ſa machine. Ainſi il auroit apris que la Nature n'eſt point le premier être ; qu'elle ne ſubſiſte que par les
Loix qu'elle a reçû de ſon Créateur, & qui
ont entr'elles un tel commerce & un ſi
merveilleux raport, qu'elles en font comme un tout, & y operent toutes choſes

immediatement, à moins que Dieu, par
miracle, ne les change ou ne les arrête,
quand il luy plaît ; afin de faire éclater sa
puissance & sa gloire. Ainsi les éfets de la
Nature, dont les Physiciens récherchent
si curieusement les causes, ne viennent
pas de Dieu immediatement ; c'est pourquoy toute leur vûë est d'en trouver les
causes naturelles les plus proches de leurs
éfets, sans avoir d'égard à celles qui en
sont les plus éloignées ; parce qu'elles ne
tombent pas sous les sens. Cependant cela
n'empêche point, qu'on ne référe avec raison tout à Dieu, comme à la premiere
cause ; quoyque les éfets soient produits
immediatement par des causes naturelles.

Ce qui a porté Spinoza à donner la pensée à toute la Nature & à soûtenir que
les Plantes, les Minéraux, les Métaux, &c.
ont des pensées à leur maniere comme les
Animaux ; c'est qu'il ne pouvoit comprendre qu'une Nature aveugle & sans connoissance pût faire des tissures & un arrengement si merveilleux, que ce qui se
voit dans les Animaux, les Plantes, &c.

d'où il a conclu qu'une intelligence difpo-
fe immediatement toutes chofes, comme
elles font. L'on voit donc que fon imagination a ajufté fon Syftême ; qu'il a
mefuré à fa phantaifie le pouvoir de la
Nature ; qu'il l'étend feulement comme
fon efprit le peut concevoir ; ce qui luy
en fait régler les forces, les accommodant
à fes idées : au lieu qu'il auroit dû voir premierement ce qui en eft, les étudier fans
prévention dans divers fujets, & examiner ceux fur tout, où la Nature fait les
chofes plus à découvert. S'il avoit pris ce
parti, & qu'il ne fe fût point amufé à fes
fpeculations abftraites, il auroit apris
d'Hippocrate que ce n'eft point par la
penfée que la Nature trouve les voyes
qui luy font produire fes Ouvrages ; mais
qu'elle les fait, comme il faut, fans le
fçavoir. Auffi le fang qui roule dans les
veines, nous nourrit & entretient regulié-
rement la force & la vigueur des parties
du corps, fans fçavoir ce qu'il fait. Par
cette route il auroit encore apris que la
Nature fait elle-même les féves ou les
effences

essences des choses ; & que par cet artifice, elle fait l'admirable construction de mixtes sans qu'elle ait besoin d'intelligence : car si elle en avoit, son intelligence feroit aparament les mixtes sans préparation de matiere, & ne s'assujetiroit point à faire des noix, de la séve d'un noyer plûtôt que des poires ou des amandes ; elle ne dépendroit point des saisons, du Soleil, de la pluie & des climats, pour faire pousser & éclore ses fruits ; & il en paroîtroit au moins quelque - fois l'Hyver comme l'Esté. D'ailleurs, si la Nature ne produit les Plantes & les Animaux qu'à force d'intelligences, quel chagrin n'ont point ces mêmes intelligences de voir tant de beaux tissus & d'arrengemens de parties, qu'elles avoient fait sans doute avec beaucoup de soin dans les boutons à fleurs, dans les fruits & dans les Animaux, tous détruits & reduits à rien, par une infinité d'autres intelligences, qui accompagnent la gélée & le mauvais vent.

A a

LE SPINOZISME ET LE MAL-
*lebranchisme rempliffent l'Univers d'u-
ne infinité de Dieux.*

A Bien confiderer le Syftême de Spinoza, il eft un conte fait à plaifir;
autrement il faudroit dire qu'il y a autant
d'intelligences ou de Dieux diftinguez les
uns des autres, qu'il y a de particules materielles dans le monde; car felon cet Auteur la matiere penfe par tout; puifque
la penfée eft un de fes attributs effentiels,
comme eft l'étenduë. Il ne faut point dire
qu'il n'y a qu'une intelligence dans le
monde; puifqu'une femblable intelligence ne peut être générale que par
nôtre conception, qui ne fait pas que les
particules materielles qui compofent les
corps, n'ayent châcune leurs penfées particulieres, comme leur étenduë : voilà
comme fon Syftême engendre la pluralité
des Dieux, & en fait même infiniment plus
qu'Hefiode n'en a conté parmi les Payens.
Le Mallebranchifme tombe dans le même
inçonvenient ; car ce qu'il apelle Dieu,

qui feroit mieux nommé la force de la Nature, eſt non-ſeulement fort tracaſſé dans un concert de Muſique, où il y a toute ſorte d'inſtrumens ; ou au Siége d'une Ville qu'on bombarde, & dont on fait ſauter les baſtions par des mines ; mais il eſt encore infiniment diviſé, & découvre par là un ſi grand nombre de Dieux, diſtinguez les uns des autres, que l'imagination ſe perd à le concevoir ; car châque grain de poudre enflâmée, & même des millions de particules qui viennent de châque grain, ſont autant de Dieux differents ; puiſqu'il n'y en a point qui ne ſoient pouſſées differemment ; en ſorte que la force Divine, qui en pouſſe une à droite, ne peut être la même, que celle qui pouſſe l'autre à gauche. Ainſi cette force qui eſt Dieu, ſelon le Mallebranchiſme, eſt diviſée & ſubdiviſée en des millions & milliaſſes de forces differentes, qui doivent par conſequent être autant de Dieux, diſtinguez les uns des autres.

Ces deux Syſtêmes, celuy du Pére Malleranbche & celuy de Spinoza, ont pris leur origine du Carteſianiſme, & ne differ-

rent qu'en ce que le dernier attache l'intelligence à la matiere, & le premier l'en
sépare & l'aplique au mouvement ou à la
force de la Nature seulement ; puis l'un &
l'autre ont disposé leurs raisonnemens &
leurs consequences selon les vûës & les
égards qu'ils ont eu pour la Réligion : voilà comme on devient Chef de Secte, comme la phantaisie y conduit & y méne; parce qu'elle a la vûë courte & qu'elle s'arrête souvent à rien.

L'AME DES BETES EST
seulement les fonctions de leur corps, ainsi
elle ne peut passer d'un sujet en l'autre.

SI l'on en croit les Sceptiques, la Mé-
tempsycose ou la tranmigration des
ames d'un corps en l'autre n'est pas mieux
fondée que les Systêmes de Descartes, du
Pére Mallebranche & de Spinoza ; puisqu'elle est apuyée sur des préjugez qui ne
sont point tirez du sein de la Nature. C'est
dequoy ils ne doutent point ; puisque nous
voyons les Animaux , les Insectes & les
Plantes se former d'un humide radical ou
d'une

d'une féve qui y fait tout , ftructure de parties , humeurs & fonctions ; & que ce qui s'apelle leur ame , n'eft rien que leurs facultez & les fonctions de leur corps. Elle n'eft donc que modes ou façons d'être , qui ne peuvent paffer d'un fujet en l'autre, des Hommes dans les Bêtes. La Métemp-fycofe n'eft ainfi qu'une idée ; auffi prend-elle fon origine de ce qu'on a crû incon-fidérement que l'ame paffe du Pére au Fils, comme fi la femence avoit le fentiment, l'oüie & l'intelligence , à quoy l'ame fe connoît. Cependant la Réligion Payenne a adopté cette penfée, & la Philofophie l'a défenduë par fes raifons ; car il n'y a rien de fi éloigné du bon fens , que la Philofophie ne le foûtienne par fon induftrie.

IL N'Y A POINT DE FORMES fubftantielles qui ne foient materielles.

POur donner croyance à la Métemp-fycofe , la Philofophie s'eft imaginée que les deffeins de Dieu font des idées éternelles , qui répréfentent toutes les efpeces d'êtres qui font au monde ; que ces idées font les principes & les formes de toutes chofes ; qu'elles en font les modé-les ; qu'elles font l'effence & les propriétez des êtres ; qu'elles font diftinctes de la matiere , & qu'elles ne font jamais fingulie-res ; mais toûjours générales : car celle qui répréfente l'Homme, n'eft qu'une pour tous les Hommes, comme celle qui répréfente le Cheval , n'eft qu'une pour tous les Chevaux. La Métempfycofe ne veut donc point de nouvelle production ni de cor-ruption d'ames ; c'eft pourquoy elle les fait paffer d'un corps en l'autre aprés la mort. Ces penfées ne font point de poids ; elles s'évanoüiffent , fi-tôt qu'on con-fulte la Nature fur ce fujet, qui nous aprend qu'elle fait elle-même fes formes fubftantielles fans les diftinguer de la matiere; & que felon les temps , les lieux , les circonftances elle digere de la matiere, elle l'échaufe & la tourne , de forte qu'il en réfulte enfin une forme fubftantielle , qui produit réellement les chofes à quoy elle eft propre; ce que ne peuvent faire les formes fubftantielles & imaginaires, dont on parle.

Pour soûtenir l'exiſtence des formes ſub-
ſtantielles ſans matiere , il ne faut point
avancer qu'il y a dans châque corps une
cauſe interne de mouvement , qui fait le
corps & le détruit. Or le corps , prétend-
on, ne peut avoir de mouvement de luy-
même, & ne ſe meut jamais que par des
cauſes exterieures. L'on avouë qu'un corps
ſenſible ne ſe meut que par d'autres corps
qui le pouſſent : mais il ne ſuit pas de-là
que les parties inſenſibles qui le compoſent, n'ayent pas un mouvement naturel
qui vient de l'eſſence de la matiere, comme en viennent l'impénétrabilité & l'étenduë ; puiſqu'on peut prouver qu'il n'y a
point dans la Nature de repos, qui envelope une négation abſoluë de mouvement :
les parties des corps les plus durs étant ſu-
jetes à des alterations, qui ne peuvent venir que de leur mouvement qui, quoy qu'ils
ſe faſſe avec une lenteur inconcevable, n'eſt
pourtant pas moins mouvement, que le
mouvement le plus vîte. L'objection s'é-
vanoüit donc , & ſe trouve ſans force ; puiſque le mouvement naturel à la matiere ,
peut faire tout ce que Platon, Pythagore &

Bb ij

d'autres Philosophes attribuent à leurs formes substantielles sans matiere : ainsi toutes ces formes se banissent d'elles-mêmes de la Physique, pourvû qu'on en excepte nôtre ame.

RIEN N'EST UNIVERSEL DANS la Nature, tout y est singulier.

CE qui montre encore que ces formes substantielles distinctes de la matiere sont imaginaires, & qu'elles n'existent point ; c'est qu'elles réprésentent des choses générales, & qu'il n'y a rien de général dans la Nature ; puisque tout y est singulier, individus & unitez. En éfet le genre n'est qu'une idée partiale de ce qui est dans les especes, & l'espece une idée partiale de ce qui est en châque individu. Ainsi ces idées ne réprésentent point les choses comme elles sont ; elles ne peuvent même le faire qu'à demy, & n'empêchent point que la Nature ne soit composée d'unitez seulement. C'est par la conception que Morton, habile Médecin de Londres, veut qu'il n'y ait qu'une espece de Fiévre, &

que Mr. Raï, célébre Botaniste Anglois, prétend qu'il n'y a qu'une espece de pommes. L'un & l'autre soûtiennent leur pensée; parce qu'il y a seulement quelque chose d'étranger qui se mêle parmi les causes de la Fiévre, qui la diversifie, & qui ne mérite pas, à ce que pense Morton, qu'on distingue la Fiévre en des especes differentes. Il n'y a de même que peu de chose de nouveau, veut Mr. Raï, qui entre dans la séve des pommiers, pour leur faire produire des pommes si peu semblables. Par ce principe on n'a qu'à enter un surgeon de poirier sur un pommier, pour faire des poires-pommes, afin de mettre les poires au rang des pommes; ou bien la séve du pommier n'a qu'à prendre un tour étranger qui n'est rien, ou que trés-peu de chose; pour luy faire engendrer des Vers, des Moucherons & d'autres insectes; afin de mettre ces Animaux sous l'espece des pommes. Car, puisque ces Auteurs rendent bien uniformes par leur conception, les choses que la Nature fait si differentes, ils peuvent aisément par ce même moyen concevoir les pommes, les poires & les Animaux sous une même espece ; puisque peu de chose se mêlant parmi leurs causes les distingue de la sorte. Avoüons donc que les especes ne sont rien de général, que par les idées que nous nous formons, & que cela n'empêche point que tout ce qui est compris sous des genres & des especes ne soit réellement singulier.

L'on se persuadera d'avantage qu'il n'y a que des singuliers ou des unitez dans le monde, & que ces unitez deviennent universelles par nôtre conception, si l'on considere que les corps qui s'y voyent , sont des amas d'unitez qui ont châcune l'essence & les proprietez essentielles qu'ont les autres ; car ces unitez sont toutes impénétrables, étenduës, divisibles, mobiles, &c. ce qui seul fait leur verité. Comme donc il n'y a rien de vray ni de réel qui vienne de la Nature créée , que ces unitez avec leurs propriétez essentielles, on peut dire qu'une seule de ces unitez renferme la même réalité , qu'ont toutes les autres. Ainsi qui connoîtroit parfaitement une de ces unitez, connoîtroit tout ce que la Nature a d'essentiel & de réel ; car la Nature se trouve toute entiere dans les plus petites, comme dans les plus grosses masses; & ce qui en fait les aparences si diverses, leurs qualitez sensibles, & leurs vertus particulieres, c'est l'arrangement, les tissures & les raports que les parties des corps ont entr'elles. Or tout cela n'est rien qui subsiste de soy-même, non plus que l'essence des corps sensibles, d'où naissent leurs propriétez. Il n'y a donc que ces unitez ou ces corpuscules qui soient vrayes; & tout le reste est modes, façons d'être & aparences. Mais puisque ces aparences ne sont rien dans les corps sensibles, il faut qu'un corps soit veritablement un amas d'unitez & d'individus, comme un monceau de bled que nous concevons, & que nous exprimons par un seul nom & par une seule idée; quoy qu'éfectivement il soit une infinité de choses distinguées les unes des autres. C'est de même que nous nous formons l'idée de l'Univers; car nous comprenons par cette seule idée tout ce qui est dans le monde. D'où l'on voit que nos conceptions ou nos idées rendent les choses universelles & uniformes, bien qu'elles soient éfectivement singulieres & fort differentes : aussi ne les répréfentent-elles point comme elles font, & ne nous en aprénent rien de vray. Cependant cela n'empêche point que nous ne nous conduifions felon les aparences des chofes fans les connoître d'avantage.

L'AME DU MONDE DES STOICIENS est feulement une idée, & n'a point d'existence particuliere.

L'Ame du monde que les Stoïciens prénent pour Jupiter qui lance la foudre, qui fait les vents, les orages & le tonnerre, & dont ils croyent que leur ame eft une particule, n'exifte encore que dans l'efprit de ces Philofophes, fi l'on en croit les Sceptiques ; c'eft pourquoy ils tâchent de la biffer & de la mettre hors du rang des êtres réels. L'ame du monde n'eft donc point felon ces Philofophes diftinguée de la fubftance materielle, qui eft par tout : car cette fubftance, au moins comme ils en jugent, peut fans l'intervention de l'ame du monde, produire l'ordre & l'arrengément qui s'y voit ; à peu prés comme la féve

des

des Plantes & l'humide radical des Animaux font fucceffivément dans ces mixtes l'admirable conftruction qu'on y aperçoit, avec leurs éfets, leurs qualitez & vertus. Si les Stoïciens ne prouvent par de juftes raifons la néceffité de l'ame du monde, diftincte de la matiere, pour faire & entretenir le bel ordre de l'Univers, & qu'ils ne montrent pas que la matiere feule n'en peut être l'auteur, les Sceptiques prétendent être en droit de foûtenir qu'elle en eft la vraye caufe ; puifqu'on n'en connoît point la nature, & qu'on ne fçait point ce qu'elle eft capable de faire & de ne pas faire. Ainfi ces Philofophes qui ont du penchant à donner des attributs infinis à la fubftance materiele, ne voyent pas, à moins que de multiplier les êtres fans néceffité, qu'il foit befoin de l'ame du monde, pour en expliquer les phœnoménes. Ils penfent donc que cette ame n'exifte qu'en idée, comme celle des Bêtes ; & qu'on ne la connoît que par les actions & les ouvrages de la Nature, qu'ils tirent immediatement & plus à propos, à ce qu'ils prétendent, de l'effence de la matiere. Car ils

C e

estiment que de cette essence, comme du premier gérme de toutes choses viennent l'ordre, l'arrangement & les éfets de tout ce qui se voit dans le monde, comme de l'humide radical naît la structure des parties des Animaux, le mouvement de leurs humeurs avec leurs facultez.

MONSIEUR HARTSOEKER SEMBLE avoir inventé son premier Element, pour secourir la Nature dans la production de ses éfets.

Vous avez lû les conjectures Physiques de Mr. Hartsoéker, & vous voyez s'il peut soûtenir son premier Element contre les Sceptiques : car il le conçoit, à peuprés comme les Stoïciens conçoivent l'ame du monde, ou comme le Pére Mallebranche conçoit ce qu'il apelle Dieu. Vous sçavez pourtant qu'il chancelle & qu'il ne sçait guere que dire de cet element; puisqu'il est toûjours prêt de le changer pour le Vuide, & de le regarder même comme un meuble inutile; si l'on peut, dit-il, sans en avoir besoin expliquer seulement le Reſſort des corps. Par cet aveu ſon premier Element eſt comme l'oyſeau ſur la brãche,qui va s'envoler;quoy que pourtant il le faſſe intervenir comme la cauſe prochaine & immediate des éfets de la Nature: Mais aprés tout, s'il n'eſt qu'une illuſion, que peuvent devenir ſes conjectures ou les explications qu'il donne de tant d'éfets, ne paſſeront-elles pas pour des contes ? bien qu'il les ait conçûës, peut-être avec contention d'eſprit ; au moins s'il eſt vray que le reſſort des corps vienne des particules aëriennes qui ſont dans les Mixtes, & qui ont naturellement la vertu de ſe reſſerrer ou de s'étendre ſelon qu'elles ſont plus ou moins preſſées. Voilà où aboutiſſent ſouvent les conjectures des Phyſiciens Modernes, qui ajoûtent quelque choſe à la Nature comme pour luy aider dans la production de ſes éfets. Il eſt vray que, comme ils la conçoivent ,elle ne ſçauroit faire ce qu'elle fait : mais il eſt vray auſſi qu'ils ne la conçoivent pas comme il faut; puiſqu'ils s'imaginent qu'elle a beſoin de leur ſecours. Cela fait qu'ils inventent des Syſtêmes , pour nous aprendre comment

elle produit ſes éfets : mais ce qu'ils en di-
ſent n'eſt que contes, tels à peu prés qu'on
en fait aux Enfans pour les amuſer.

Le Syſtême n'eſt point un ouvrage de la
Nature ; c'eſt une invention de l'eſprit qui
ajuſte mal les choſes, qui ne ſçait point executer les éfets, & qui prend l'ombre pour la
verité. Il foüille dans les Secrets de la Nature, quoy qu'impénétrables ; il y diſpoſe
& fait tout à ſa mode, c'eſt pourquoy il
eſt ſi ſujet à reviſion ; il répréſente aujour-
d'huy les choſes d'une maniere & de l'autre le lendemain. S'il luy manque quelque
choſe pour dénoüer une difficulté, il l'in-
vente & la trouve. C'eſt ainſi que Mr.
Hartſoéker employe ſon premier Element
pour expliquer le reſſort des corps. Si ſon
Syſtême pourtant ne l'avoit pas préoccupé, qu'il l'eût laiſſé comme un meuble inutile, comme il parle, & qu'il ſe fût apli-
qué ſeulement à décrire les phœnoménes
de la Nature, il ſe feroit épargné de la peine, & auroit ſans doute découvert que l'Air
a naturellement une vertu élaſtique ; puiſque cette vertu eſt peutêtre ſa plus eſſen-
tielle propriété. La vraye cauſe du reſſort

des

des corps vient de ce qu'il se trouve de
l'air dans les pores de ceux qui sont ressort,
comme dans tous les autres : Il ne se peut
donc qu'en les pliant, les pores de leur sur-
face concave ne soient étrecis, & que l'Air
qui y est, ne soit plus pressé qu'auparavant.
Ainsi cet Air, comme un flocon de l'aine
serré dans la main, qui fait toûjours éfort
pour s'étendre, ne manque point de se
débander, si-tôt que la force qui le gênoit,
est ôtée : c'est pour cela que le corps se
redresse par la seule dilatation de l'Air qui
est dans ses pores. Que Mr. Hartsoéker
juge, s'il à besoin d'avantage de son
premier Element, pour expliquer la vertu
élastique ou le ressort des corps ?

LA NATURE FAIT UNE INFI-
nité de choses par la Condensation, &
par la Rarefaction de l'Air.

P Uisque la Condensation & la Rarefaction sont des propriétez essentielles de l'Air, & que ces propriétez sont la
cause prochaine du ressort des corps, il
naît sans doute de ces deux principes dans

Dd

la Nature quantité de phœnoménes differens ; car l'Air se trouve par tout dans
les mixtes comme ailleurs. En éfet c'est
par ces propriétez de l'Air que l'eau monte
dans les Pompes aspirantes, dans les Serin-
gues, & dans les Languettes ; que la séve se
porte des racines au haut des Arbres , &
qu'elle descend par l'écorce & entre l'écorce & le bois ; que les Animaux respirent
sans peine ; que l'Ayman attire le fer ; &
que les vapeurs ou les exhalaisons montent
ou descendent. L'Air qui est dans les mixtes par parcelles , est ce qui augmente le
volume de l'eau, quand elle se glace ; qui fait
alors éclater les vaisseaux où elle est ; qui
rompt même les tonneaux de Vin liez de
bandes de fer dans la nouvelle Zemble, où
le froid est extrême ; qui écarte les pierres
& fend les arbres ; c'est l'Air aussi qui dans
le grand froid aprés la pluie souléve la
terre , déracine les plantes & les fait mourir : il fait de même mourir les Animaux ,
l'homme même , & luy cause des cancers,
de la gangréne, & mille autres maux.

Il n'y a point de fermentation , d'effer-
vescence ni de gonflement que l'Air n'en

soit la cause prochaine ; sans que la matiere subtile y contribuë. En éfet les effer-
vescences & les gonflemens des liqueurs ou
d'autres corps, font la rarefaction des particules aëriennes qui se trouvent dans leurs
pores, rien autre chose ne pouvant être capable d'une telle expension. C'est par leur
dilatation seulement que sautent les bou-
chons des bouteilles pleines de Biére ; que
les tonneaux de Vin se rompent pour les
avoir bondez trop tôt ; que la Chaux s'enfle & boüillonne avec de l'eau; que les Poix,
les Féves & les autres Légumes, dont on
remplit avec de l'eau un Vaisseau, conte-
nant environ chopine, ont la force par leur
gonflement de faire tomber un poids de
cent livres qu'on aura mis dessus. Mais
ce qui fait voir d'avantage la force éxpen-
sive de l'Air, c'est lors qu'on le foule dans
un arme à vent ; car il peut alors, quand
il se débande, pousser une balle, blesser &
même tuer un homme. Ce qui chasse les
bales & les boulets des Armes à feu, n'est
aussi que la force expensive de l'Air, qui y
est pressé & qui se dilate jusqu'à son dernier periode, par l'inflammation de la pou-

dre; cette force fait même que le boulet continuë son mouvement hors du canon : car si-tôt qu'il est sorti, l'Air l'empoigne & le presse par derriere, tout comme il fait reculer le canon, aprés que le boulet en est sorti. Ainsi la poudre enflâmée ne sert dans cet éfet qu'à dilater extraordinairement l'Air du canon, où entre ensuite comme dans un lieu vuide d'Air grossier l'Air du dehors , qui s'y précipite par son ressort, & frape contre le fond avec tant de violence qu'il le fait réculer. Vous verrez, Monsieur , ces phœnoménes expliquez d'une maniere à faire croire que le ressort de l'Air est la cause immediate de tous ces éfets , dans un Traité de Physique , qui a pour Titre : *Critique de l'Acide & de l'Alcali , des Atomes d'Epicure , & des Elemens de Descartes* ; quand il sera imprimé.

LE RESSORT DE L'AIR EST LA force de la Nature sublunaire.

CEpendant ne vous semble-t'il point que le Ressort de l'Air qui produit tant d'éfets surprenans & si divers, est la force de la Nature que des Physiciens deïfient, pour ne la pas connoître : car s'ils sçavoient ce qu'elle est, ils ne lui accorderoient pas d'intelligence, & ne feroient pas si liberaux de celle qu'ils ont. Ils verroient qu'en général cette force n'en a pas plus qu'un bâton qu'on plieroit en tout sens, & qui se redresse de même ; sur tout s'ils consideroient que la Nature, qui forme l'intelligence des Animaux, la fait avec tant de détours, de circonstances & de raports, que nous ne sçaurions point si elle peut être ailleurs que dans les Animaux, si la Révelation ne l'enseignoit.

La force de la Nature produit ses éfets de toute sorte, ceux qui exigent une infinité de causes qui ont entr'elles de la correspondance, comme ceux qui en exigent moins. C'est cette force ou ce ressort de l'Air, qui peut s'affoiblir ou se fortifier par les écoulemens des Astres, par les éfumations de la terre & par d'autres moyens ; qui donne à l'eau sa liquidité ; qui en fait les évaporations & qui en forme les pluies, qui tombent sur la terre avec l'infinie diversité des choses qui en naissent ; c'est elle qui fait les Orages & les Tempêtes ; qui excite les Vents & les fait courir par tout dans les contrées ; qui les fait mugir dans l'Air comme dans les entrailles de la terre, qu'elle fait trembler, ondoyer quelque-fois comme une mer, & abymer même. C'est elle qui fait la Nature si diversifiée des mixtes, qui en engendre les propriétez & les vertus; qui transmet leurs qualitez à nos sens, la lumiere aux yeux, le bruit aux oreilles, les odeurs au nez, & les saveurs à la langue. Elle engendre aussi le feu & l'entretien; elle luy est si nécessaire, qu'il ne s'en peut passer un moment sans s'éteindre. Elle soûtient encore la vie des Animaux, elle en commence la génération, la poursuit & l'acheve ; elle fait même les autres mixtes; elle forme leurs séves ou leurs essences, construit leurs corps sur ce fondement, & donne à châcun les qualitez qui lui conviennent. Enfin cette force est par tout ; & paroît faire les générations, & les corruptions sublunaires, sans en excepter aucune.

EXPERIENCE QUI FAIT VOIR QUE
l'Æther ou la matiere subtile ne produit point d'éfets sensibles.

L'On dira que l'æther ou la matiere subtile qui se fourre par tout, fait ce que
j'attribuë aux parties aëriennes. Je répons
que la matiere subtile n'est point propre
à axecuter les éfets qui viennent des particules aëriennes ; puisqu'elle n'est capable
ni de condensation ni de rarefaction, d'impulsion ni d'attraction ; & qu'elle traverse
les corps sans les alterer ni les changer. Une
experience éclaircira la chose, si l'on met
dans la machine de Boyle une vessie de Co-
chon sechée, dont on aura fait sortir pres-
que tout l'Air & bien lié le col, l'on verre qu'elle s'enfle à mesure qu'on pompe
l'Air de la machine. Or ce ne peut être
la matiere subtile qui entre alors dans la
vessie, qui en étend les parois ; puisqu'elle
y accourt seulement ; parce que la vessie
s'enfle. Il n'y a donc que le peu d'Air grossier qui y avoit resté, qui la dîlate & qui
en étend les parois ; parce que l'Air exte-

rieur par la fuction réláche fon reffort &
perd de fon poids, qui tenoit auparavant
l'Air de la veffie fous un moindre volume,
& la laiffoit flétrie & abaiffée, comme elle
le devient ; quand on permet l'entrée de
l'Air dans la machine, & qu'il pefe fur la
veffie à l'ordinaire. La matiere fubtile ne
fert donc point à enfler ni à défenfler la veffie ; puifqu'elle en fort avec la même facilité qu'elle y entre. C'eft donc l'Air interieur & groffier qui fe dîlate & fe condenfe
dans la veffie, felon que le reffort de l'Air
exterieur eft plus ou moins rélâché, qui
fait tout ce qui arrive fenfiblement dans ce
phœnoméne : car il ne peut, comme la matiere fubtile, fortir par les pores de la veffie, & c'eft par fa dîlatation feulement que
la veffie s'étend, & par fa condenfation qu'-
elle s'affaiffe.

IL N'Y A NI ATOMES NY VUIDE
dans la Nature.

CEtte experience & quantité d'autres
qui fe pourroient raporter, d'où l'on
tireroit la même confequence, que la matiere

tiere subtile ne produit ici bas aucun éfet
sensible, montre que le second Element, ou
les Atomes de Mr. Hartsoéker ne font point
capables non plus que la matiere subtile,
de caufer dans la Nature aucun éfet d'a-
parence; puifque les Atomes font encore
quelque chofe de plus délié, & qu'il n'y a
peutêtre point de particule de la matiere
fubtile, qui ne foit un amas de quantité
d'Atomes. On ne fçait même, fi aprés avoir
divifé par la penfée une de ces particules,
cet Auteur ne concevroit pas en châcune
deux côtez, dont l'un ne feroit pas l'autre,
& fi cette queftion ne fe feroit pas à l'infini : D'où il fuit qu'il n'y a point d'Atomes, & que la matiere, felon nôtre conception, eft toûjours divifible. Cependant s'il
difoit qu'un Atome n'eft point fans côtez;
mais qu'il eft folide, fans pores & fi inal-
terable que tous les éforts de la Nature ne
le fçauroient faire blanchir : il faudroit le
prouver par des raifons Phyfiques, ce qui
ne fe peut faire. Ainfi autant qu'on peut
décider cette queftion, qui eft plûtôt Mé-
taphyfique que Phyfique, il eft à croire qu'il
n'y a point d'Atomes. Il en peut penfer de

même du Vuide, s'il considere sans prévention que l'Air, qui est au tour de la terre, est fort pressé par le poids de l'Atmof-
phére; & que l'Æther ou la matiere subtile, qui est de nature si mobile & si fléxi-
ble qu'elle passe au travers des pores du
Cuivre, de l'Etain & du Verre, en remplit
nécessairement tous les espaces & les pores : ainsi l'on voit par la nécessité de la Nature qu'il ne peut y avoir de Vuide ; pour
lequel pourtant Mr. Hartsoéker auroit volontiers changé son premier Element, si
on l'avoit une fois persuadé qu'il est une
chymere.

---

*LES PREMIERS ELEMENS NE
font point propres à expliquer les propriétez des Mixtes.*

IL ne faut point craindre que la Nature
manque de fondemens solides ; ainsi
il n'est pas besoin de luy en chercher d'é-
trangers. Quand Mr. Hartsoéker auroit trouvé en ses Atomes & en le reste, les premiers
principes de la Nature, il n'en seroit pas
plus avancé, que s'il avoit donné à côté,

comme il a fait. Car ce n'eſt point par ces ſortes de principes que nous faiſons du progrez dans la connoiſſance de la Nature ; puiſqu'ils ne tombent point ſous les ſens ; qu'ils ne peuvent rien nous aprendre des propriétez des Mineraux, des Plantes & des Animaux ; & qu'ils ſont des cauſes trop éloignées de ces propriétez. En éfet ils ne ſervent que de Materiaux pour former, par exemple, la merveilleuſe ſtructure de l'homme, d'où naiſſent ſes fonctions. Ainſi c'eſt mal s'y prendre que de vouloir expliquer ſes fonctions par les Atomes ; puiſque ce ſeroit faire, comme un homme qui rendroit raiſon des commoditez de ſa maiſon par les pierres, la chaux, le ſable, le bois, &c. ou plûtôt qui le feroit par les premiers principes, dont ces Matériaux ſont faits. Les premiers principes ne ſervent point à nous avancer dans la Phyſique ; c'eſt pourquoy les diſputes qui en viennent ſont bien vaines ; puiſqu'on en peut pas même expliquer la moindre des qualitez ſenſibles des corps. Les explications Phyſiques par les premiers principes que donne Mr. Hartſoéker dans tous ſes Ouvrages, n'ont donc point d'autre fondement que ſon imagination ; & ne ſont pas mieux comprendre la Nature, que le fait la ſuite d'axiomes, & de démonſtrations Mathematiques qu'il y étale aſſez au long. Car ces démonſtrations ne ſont point propres à nous inſtruire, comment s'engendre un Animal, une Plante, un Minéral, ou quelqu'autre éfet ſemblable.

LES RAISONS POUR OU CONTRE n'éclairciſſent point les matieres ſelon les Sceptiques.

LEs ſentimens des Philoſophes qu'on a réfutez, ne ſont, Monſieur, que des idées ou des modes de l'eſprit, non plus que les raiſons dont on s'eſt ſervi, pour en faire voir la fauſſeté. Afin de montrer que tout cela n'eſt qu'aparence, & que l'un n'eſt pas plus vray que l'autre, les Sceptiques prétendent que les démonſtrations qu'ils employent pour détruire les raiſons des Dogmatiques, diſparoiſſent d'elles-mêmes & ſe conſument comme le feu, quand il a brûlé le bois. Ainſi aprés s'en être ſervi aux

uſage

ufages qu’ils veulent, ils les méprifent &
les regardent comme chofes frivoles & de
fimples aparences ; puifqu’elles ne leur font
pas mieux connoître la verité des chofes
dont ils font en difpute, que font les raifons des oppofans. De quel côté donc qu’on
le prenne, ils ne trouvent que matiere à
douter ; parce que nos idées varient felon
les temps, & les differentes conftitutions
de nos fens. C’eft pourquoy ils ne fçavent
à quoi fe tenir, & cela les jette dans une
telle incertitude, qu’ils doutent même s’ils
doivent douter ; parce qu’ils ne fçavent s’il
n’y en a point, qui aperçoivent la verité.
Mais quand cela feroit, ils ne fçauroient la
réconnoître, non plus que ceux qui l’aper-
cevroient ; puifqu’ils auroient toûjours lieu
de douter que leurs idées ne fuffent pas de
pures illufions. Ils font donc obligez de
fuivre les aparences des chofes ; mais cela
ne les empêche point de s’inftruire d’avantage, de foüiller dans la Nature, & de chercher par tout dans les écrits des Philofo
phes, s’ils ne trouveront rien de vrai. Comme donc ils n’y parviennent point, ils fe
tiennent à ce qui leur paroît, fans le mieux

F f

connoître, & à l'experience, quoy que fort incertaine. Ce qu'ils croyent sçavoir de plus sûr, c'est les sentimens qu'ils ont par où ils distinguent les choses salutaires, de ce qui est nuisible, les choses phantastiques de ce qui est réel, sans pouvoir entrer plus avant dans la Nature de tels éfets; & sans même qu'ils soient là dessus absolument hors de doute. Enfin par ces raisons, ils regardent la verité, comme le desespoir de la Philosophie; & ils pensent même que l'esprit humain n'en peut aprocher.

LA JUSTICE ET L'INJUSTICE, la Vertu & le Vice ne sont point des êtres réels.

CEt état d'incertitude où se trouvent les Sceptiques, les entraîne à d'autres extrémitez : Il leur semble que la Nature comprend tout, & qu'une chose n'est pas meilleure que l'autre. C'est pourquoy ils s'imaginent que la Justice & l'Injustice, la Vertu & le Vice, le Bien & le Mal sont seulement des éfets de la Nature. Ainsi ils tirent aisément de ce principe l'origine du

mal, que la Théologie ne découvre point
sans peine. Ils prétendent donc que le Bien
& le Mal, la Vertu & le Vice, la Justice
& l'Injustice sont une seule & même chose, comme ils le disent de la Vie & de la
Mort. Pour le prouver, ils rémontent de
ces éfets par gradation jusqu'à leur origine, à peu prés comme on l'a déja fait de
la Beauté & de la Laideur ; puis réconnoif-
fant que ces chofes fe terminent toutes également dans le cours admirable de la Nature, ils les régardent comme fes propres
fruits ; puifqu'ils viennent de même fource. Mais comme la Nature agît en aveugle, fans fçavoir ce qu'elle fait, & qu'ainfi
on ne peut luy imputer ni bien ni mal,
juftice ni injuftice, Vertu ni Vice, ils penfent que tout cela n'eft rien que par raport
à nôtre devoir, & à l'entretien de la fociété
civile ; non plus que l'ordre & le defordre qui fe voyent partout dans le monde ; car châque chofe eft toûjours placée
où la Nature l'a mife, & non ailleurs. Il
n'y a donc point d'ordre ni de defordre
dans la Nature que par raport à nos fens
& aux jugemens que nous faifons. En éfet

ce que les uns voyent bien ordonné, les autres ne le voyent pas de même; une chose est un bien à celui-cy, qui est un mal à celui-là; la justice qui s'exerce dans un lieu, est une injustice en l'autre: Il en est de même de la vertu & du vice, qui se confondent selon les lieux, les temps, les opinions & les Coûtumes. Ces choses donc, comme toutes les autres de cette trempe, ne sont rien dans la Nature, & n'y ont point d'existence particuliere; ainsi elles ne sont quelque chose, que par raport à nous, comme les jugemens vrais ou faux que nous faisons. Je réprens le petit traité d'Anatomie, que j'avois commencé.

L'ANATOMIE MONTRE SENSI-
blement que la Vie & la Mort sont des façons d'être, & qu'elles ne sont rien, par raport à la Nature.

APrés avoir suivi cy-dessus quelques-unes des démarches que la Nature observe dans la génération des Animaux, & avoir vû que tout s'y fait d'une justesse fort égale; que les vaisseaux sanguins, les nerfs & les autres canaux s'abouchent exactement avec ceux qui font de la même espece, & non avec d'autres, il faut encore sçavoir le cours des humeurs: Car la vie des Animaux dépend auffi essentiellement du mouvement régulier des humeurs, que de la liaison & de la construction des parties solides. Voicy en général & en peu de mots comment s'en fait le mouvement; par où on se confirmera d'avantage que la Vie & la Mort ne font rien de réel ; que la Vie n'est que façons d'être, qui ne font pas un moment en le même état; & la Mort d'autres façons d'être, qui passent quelquefois de là à la Vie.

DU MOUVEMENT DES HUMEURS
dans les Animaux parfaits.

LEs alimens mâchez, humectez par la salive & avalez, tombent dans l'estomac, où ils font de nouveau dissouts & digerez par l'humeur qui y suinte des canaux glanduleux, qui font avec les glandes d'où ils naissent, la plus grande partie du velouté ou de la membrane interieure de l'estomac. Le chyle encore imparfait, coule ensuite dans les boyaux, & aquiert sur tout dans l'*ileum* plus de blancheur & de perfection. De-là il passe insensiblement dans les veines lactées, d'où comme par autant de petits ruisseaux, il se jette dans le réservoir de Pecquet, & monte dans le canal Thorachique par la compression du bas ventre & du diaphragme ; puis il s'écoule dans la soûclaviere gauche, où il commence à se mêler avec le sang, dont il suit incessamment le cours. Le mouvement du sang se fait ensuite de la soûclaviere dans la cave : de-là dans la cavité droite du cœur, d'où il est exprimé dans l'artere du poûmon ; où passant dans la veine du même viscere, il prend une couleur vive & éteincellente qu'il n'avoit point auparavant. Aprés il tombe de l'embouchure de cette derniere veine dans la cavité gauche du cœur, & en sort dans l'aorte & dans ses branches qui le portent par tout le corps. Des extrémitez de la grande artere il s'insinuë dans les principes des veines, laissant dans son passage la couleur brillante qu'il avoit prise en passant de l'artere dans la veine du poûmon. Comme le sang monte des pieds & des mains, & qu'il descend de la tête, de branches en branches par les veines, il arrive à la veine cave, & se jette de nouveau dans la cavité droite du cœur ; d'où il continuë son mouvement ou sa circulation durant toute la vie de l'Animal, comme on vient de le dire.

LE SANG CONTRIBUE DE plusieurs manieres à entretenir la vie des Animaux.

LE sang qui coule de la sorte dans les Animaux, porte sans cesse la nourriture, le mouvement & la vie à toutes les parties, & les unit si bien ensemble, que c'est sur tout par son lien qu'un Animal est un individu, une seule chose, quoi que composée d'une infinité d'autres. D'ailleurs le sang qui se trouve par tout, qui se rénouvelle sans cesse par son mouvement, qui entraîne toûjours du chyle dans sa route, & qui prend une nouvelle vie dans les poûmons, est sans doute de part dans toutes les actions qui se passent dans les Animaux. En éfet il porte abondament la nour-

riture aux parties , les répare , & leur donne même dequoi faire de nouveaux vaiffeaux , de nouvelles fibres , & de nouvelles
membranes qui les fortifient , les font croître & en rendent ainfi les actions , aufquel-
les la Nature les deftine plus vigoureufes.
Il leur communique encore la vie en même temps , & en donne à châcune la portion qui lui convient , je veux parler fur
tout de ce principe de vie que le fang pui-
fe de l'air , & qu'il recüeille dans les poûmons par la refpiration ; fans quoi la vie
des Animaux non plus que le feu , ne fçauroit fubfifter un moment.

A méfure que les parties de l'Animal
croiffent & fe fortifient , & que le fang y
dépofe plus de nourriture qu'il n'en faut ,
une partie du fuperflu & de l'inutile s'échape hors du corps par la tranfpiration , par
les urines , par le fiége & par d'autres voyes ,
tandis que les autres fuperfluitez retournent dans la maffe du fang par des routes
differentes. C'eft ainfi que la falive , le levin de l'eftomac , ou ce qui eft la même chofe , l'humide radical qui y tombe par les
canaux glanduleux , le fuc pancreatique ,
la bile ,

la bile , &c. y rétournent de compagnie avec le chyle. La lymphe qui se sépare du sang au travers des petites glandes qui sont dispersées par tout le corps & le long des membranes & des vaisseaux sanguins, coule par quantité de canaux lymphatiques , dont les uns s'ouvrent dans le réservoir de Pecquet & les autres se jettent immediatement dans les veines. Le sang qui circule dans la substance corticale & glanduleuse du cerveau, y laisse aussi un suc qui s'écoule dans les canaux nerveux , & qui aprés avoir fait ses fonctions, s'en va tout épuisé de ses forces dans le sang avec la lymphe , où il reprend de la vigueur & une nouvelle vie. Cependant ces sucs qui se réjettent ainsi dans le sang , ne laissent pas de lui rendre de bons offices , comme de lui donner plus de fluidité, plus d'agitation ou autrement.

LES EMANATIONS DE LA Semence servent beaucoup à fortifier la vie des Animaux.

CE n'est pas seulement par de longs canaux que retourne dans la masse du

ſang l'humeur qui s'en filtre ; ce qui ſe ſépare de la Rate & de pluſieurs autres parties, n'en a pas beſoin de tels pour y ren-
trer : puis qu'après y avoir croupi , & y
avoir aquis une nature de levin , l'humeur
filtrée entre dans le ſang ſur les lieux mêmes. Les parties qui ſervent à la génération, font aſſez comprendre que l'humeur
que le ſang y aporte & qui s'y dépoſe, ſe
cuit , ſe digére, & ſe convertit en de la ſemence qui ne s'éjacule pas ſeulement hors
du corps ; mais qui ſe communique encore au ſang & aux autres parties du corps,
par les écoûlemens vifs qui s'en échapent,
& qui y paſſent immediatement par les pores des vaiſſeaux ſanguins, des autres vaiſſeaux & des viſceres. L'éfet de ces écoulemens, qui rédonde ſur tout l'Animal ſeroit peutêtre autant inſcrutable qu'eſt celuy de la ſemence, qui paſſe dans un lieu
propre à la génération ; ſi l'on en vouloit
ſonder les éfets, comme ceux de la formation du fœtus : Mais ſans entrer dans une
telle diſcuſſion, où il n'eſt pas néceſſaire de
pénétrer, j'obſerverai ſeulement que l'homme paſſant dix à douze ans après ſa naiſ-

sance, sans que les parties qui servent à la génération luy soient d'aucun usage, il est à croire que durant ce temps, il s'y fait des fibres, des membranes & des vaisseaux, comme aux boutons des Arbres, qui poussent & grossissent tous les ans; & qui enfin devenant bourgeons ou boutons à fleurs produisent des fruits par cette voye, qu'ils n'auroient pû avoir sans cette nouvelle augmentation de parties. Les organes de la génération s'aprêtant ainsi à mesure que la vie de l'Animal se fortifie & qu'elle s'éprend de parties en parties, il en vient enfin de la semence qui leur est propre, tout comme il se fait dans châque viscere quelque chose, qui avec le temps rend ses services à la vie. C'est pourquoy les parties spermatiques comme celles qui sont d'une autre espece, parcourent châcunes leur cariere en le temps, soit pour se former, soit pour agir; car elles commencent leur formation comme leurs fonctions par peu de chose, qui va en croissant, & qui a son progrez, son état & son déclin. Comme la semence devient d'année en année plus abondante & plus vive, elle influe à proportion dans le sang & par tout le corps de ses esprits qui l'animent d'une vie plus ouverte & plus forte. Ainsi par les esprits ou par les écoûlemens qui viennent de la semence, la vie parvient à son plus haut dégré de vigueur ; & elle descend de ce haut point à proportion qu'elle est moins abondante, & que les écoûlemens en sont moins vifs. C'est principalement par là que l'homme jusqu'à l'âge de quarante à quarante cinq ans, se trouve vigoureux, & qu'il se sent baisser dans la suite. Ce qui aprend que les parties du corps vont en se fortifiant, d'abord qu'elles s'engendrent, & qu'après avoir aquis leur plus grande vigueur, elles s'usent & déclinent comme leurs fonctions, qui déchoient aussi à proportion, & qui seules font ce qui s'apelle leur vie.

La tête, dont les parties se forment aussi peu à peu, & qui aquièrent avec le temps les propriétez qu'elles n'avoient point en leur commencement, répend ses influances par tout le corps, comme les parties de la génération. Elle fournit par les parotides, par les amygdales, & par plusieurs autres voyes, de quoy servir à la mastication & à la digestion

digeſtion des alimens,& de quoy faire d'autres Operations utiles à la vie. Il coule du cerveau dans la gorge, dans l'eſtomac & dans les boyaux, une humeur qui n'y eſt pas inutile ; quand elle ne ſerviroit qu'à en adoucir les voyes, & à procurer la ſortie des excrémens les plus groſſiers. Il coule auſſi d'entre le crane & les tégumens exterieurs de la tête, une humeur entre cuir & chair, comme la ſéve coule entre l'écorce & le bois; qui eſt aparament de beaucoup d'uſage. Les nerfs, qui viennent de ce même viſcere, portent par tout de quoy contribuer aux fonctions de ſentiment & de mouvement : c'eſt pourquoy ils ſemblent être comme les principaux miniſtres de l'ame des Bêtes, dont l'eſſence n'eſt pourtant point diſtinguée des fonctions de leurs organes. En éfet ſi les Bêtes voyent, qu'elles ayent de la connoiſſance, qu'elles entendent, qu'elles goûtent, & qu'elles flairent, tout cela n'eſt que fonctions, qui naiſſent des organes de leurs yeux, de leurs oreilles, de leur langue & de leur nez : d'où il ſuit que ces fonctions doivent ceſſer, quand les pieces ſont renverſées ou dans

H h

une mauvaife fituation. Ainfi l'ame des Bêtes, ou ce qui eft la même chofe, la Vie des Bêtes n'eft que les fonctions de leur corps; & leur Mort que la ceffation de ces mêmes fonctions, qui ne fe peuvent plus faire, quand le corps eft dérangé. Les fonctions des Animaux ne font donc point diftinguées de leur corps, non plus que la ceffation de leurs fonctions : d'où il réfulte que la Vie & la Mort des Bêtes ne fubfiftent que fous certaines conditions, & qu'elles font autant le même corps, qu'un tour de main fens deffus deffous, qu'elle foit de plat ou renverfée, eft la même main.

LES FAÇONS D'ETRE NE *peuvent devenir des fubftances.*

IL ne faut pas dire que cette infinité de modes, de dépendences & de raports, en quoy confifte Vie des Animaux, foit quelque chofe de réel & de diftinct de leurs corps, que ne feroient pas un, deux ou trois modes qui y arriveroient par hazard : car les modifications ou façons d'être, quelques nombreufes qu'elles foient ; qu'elles

viennent de la Nature, ou qu'elles femblent
proceder d'autre origine, ne font jamais
rien fans le corps, & ne font que le corps
auquel elles ne peuvent ajoûter ni ôter la
moindre chofe. Comme donc l'union &
la defunion des parties d'un corps font des
modifications de ce corps, qui n'y ajoûtent
ni n'en diminuent rien, il faut que les
parties de ce corps unies ou des-unies,
foient toûjours le même corps ou la même
fubftance. Un monceau de bled, par exemple, eft le même bled; qu'il foit en tas, qu'on
le tourne, ou qu'il ait fes grains difperfez
çà & là; de même le corps de l'Animal, qu'il
foit en vie ou qu'il foit mort; qu'il ait fes
parties unies ou defunies, il eft toûjours le
même corps ou la même fubftance. En
éfet que l'Animal quand il eft mort, ait
fon corps divifé & éparts dans la terre, dans
l'air, dans l'eau ou dans le feu, la defunion
ou la difperfion de fes parties n'empêche
point qu'il ne foit dans la Nature le même
corps ou la même fubftance que ce qu'il
étoit, quand il vivoit; puifque fes parties
ne font pas moins diftinguées les unes des
autres, quand elles font unies, que quand

elles font defunies : d'où il fuit que la Vie
& la Mort , n'étant qu'union & defunion
des parties du corps , doivent toûjours être
le même corps ou la même fubftance.

LA VIE DES ANIMAUX N'EST pas un moment dans la même affiéte.

J'Ajoûterai que la Vie des Animaux n'eft
pas un moment dans le même état , &
qu'elle eft comme la flâme dans un flux
perpetuel. En éfet le cours des humeurs ,
la circulation continuelle du fang , les
filtrations & les mélanges qui fe font fans
ceffe , les excrémens & la tranfpiration ou
les fumées qui fortent tant par l'habitude
de leur corps , que par d'autres voyes , l'a-
prenent fuffifament. La nécéffité d'ailleurs
que les Animaux ont de refpirer l'air qui
les vivifie & qui renouvelle leur vie à tout
moment , & le befoin où ils font de prendre tous les jours des alimens pour fe ré-
parer , font encore bien voir que leur vie
va toûjours s'écoulant , & qu'elle n'eft pas
à l'inftant , à prendre la chofe à la rigueur ,
ce qu'elle étoit auparavant. C'eft pour cela ,
fans doute , qu'un Ancien difoit autre-fois

que celuy qu'on avoit le soir prié à dîner, n'étoit plus le lendemain le même convié: D'où il paroît que la Vie des Animaux ne subsiste que par un continuel changement; & qu'elle n'est rien sans quantité de conditions qui se tirent de la structure de leur corps, du mouvement des humeurs, de la liaison & de l'enchaînure qu'ils ont avec l'air & les autres choses extérieures. La Vie n'est donc que certaines façons d'être, qui se succedent nécessairement les unes aux autres, & qui peuvent passer avec la même facilité de la Vie à la Mort, que les alimens passent sans peine de la mort à la vie : car s'il y a des conditions absolument nécessaires à la vie, qui soient suprimées, la mort en prend la place; ainsi la Vie des Animaux n'est qu'une enchaînure de certaines façons d'être, & la Mort en est le dérangement; en sorte que la Vie & la Mort changent alternativement de l'une en l'autre. D'où il est clair non-seulement que la Vie n'est rien, & ne tient à rien; parce qu'une infinité de causes peuvent en arrêter le cours ; mais encore parce que la substance, qui en est le sujet, est indefferente à ce qu'elle soit morte ou vivête, conservant également dans la Vie & dans la Mort, toutes ses propriétez essentielles.

LES INCLINATIONS ET LES aversions des Bêtes sont un concours d'actions, qui se lient & se succedent, comme par une chaine.

DE ce qu'on a dit il résulte que la Vie des Bêtes & leur Ame sensitive sont la même chose, & ne peuvent être que les fonctions de leurs corps. L'Instinct aussi par lequel elles se garantissent de ce qui leur fait du mal, & recherchent ce qui leur fait du bien, n'est pas non plus distingué de leus sens ou de leurs organes; quoy qu'il soit quelque chose de plus fort & de plus prompt que la raison même, qui ne découvre qu'aprés bien de détours, ce qu'il montre aux Bêtes en un instant : Il résulte encore que les inclinations des Bêtes, leurs penchans & leurs volontez, leurs désirs & leurs aversions, sont les suites & les éfets de la disposition de leurs organes, & de la nature de leurs humeurs;

en forte que de ces actions les unes ont leur fiége particulier affez refferré, & les autres plus étendu, avec cette circonftance qu'elles viennent toutes de quantité de caufes, qui concourent & tendent unanimément à les produire. Ainfi quoi qu'on exprime les paffions & les actions des Bêtes par un feul nom, & qu'on les conçoive fous l'idée d'une feule chofe, elles font pourtant châcune en leur particulier un concours & une fuite de plufieurs caufes ; puifqu'il n'y a point d'action qui n'ait une infinité de caufes qui la produifent ; foit que ces caufes foient éloignées, foit qu'elles foient proches de fon fiége principal & immediat.

En éfet, il n'eft point à douter que les défirs & les averfions des Bêtes, leurs penfées mêmes & leur cônoiffance, ne viennent de diverfes caufes, ou modifications qui concourent enfemble, & fe trouvent dans un ou dans plufieurs de leurs organes. Ces caufes donc qui fe lient & fe fuccedent comme par une chaine, aboutiffent enfin à l'organe principal, d'où n'aît immediatement l'action, à laquelle on donne un nom qui ne femble defigner qu'une feule

& fimple chofe ; quoy qu'elle foit effectivement trés - compofée. Car cette
action tire fon origine des actions de plufieurs parties du corps , & quelque-fois de
toutes enfemble ; comme on le peut rémar-
quer dans un faut, où toutes les parties du
corps font en mouvement, & concourent
châcunes de leur part & portion à faire
élever le corps de terre; en forte que le faut
devient d'autant plus confiderable que les
parties du corps uniffent enfemble plus de
force. Ainfi toutes les actions des Bêtes,
quelques impénétrables qu'elles foient à
l'efprit humain , en ce qu'il ne fçauroit
jamais voir l'enchainure de toutes leurs
caufes, & encore moins la part qu'elles
ont châcunes précifément à les produire ,
ne différent pas plus du corps les unes que
les autres; non plus que la vie même, qui
n'eft autre chofe que toutes fes actions.
Cela pourroit infinüer en paffant, que la
Nature tient de l'infini dans les moindres
de fes parties : puifqu'il n'y en a point,
qui n'ait dans fes actions, une enchainure
de caufes, dont l'efprit humain ne fçauroit
voir le bout.

E X P E.

EXPERIENCE QUI MONTRE

sensiblement, que nous pouvons prendre les Inclinations des Bêtes; & que l'esprit suit les penchans du corps.

L'Exemple qui suit, fait comprendre que l'humide radical fait toutes les actions des Bêtes, & qu'il en est le premier & le grand mobile. Un homme qui tombe dans l'Hydrophobie, aprés avoir été mordu d'un Chien enragé, prend toute la nature de ce Chien; il aboye, il écume, il tire la langue, il lappe, il est vorace, il mord sans distinction de personne, il a l'eau en aversion, l'esprit renversé, & les yeux égarez. D'où il paroît, comme par toutes les maladies, qui portent au cerveau & qui y donnent des atteintes, que des causes materielles forcent l'esprit comme le corps à faire des fonctions conformes à leur nature. Car cela ne peut venir que de ce que le Chien luy à communiqué en le mordant, quelque chose de si actif que ce venin, comme un levin puissant, tourne avec le temps en sa propre Nature les humeurs de son corps, comme

Ii

ſes humeurs changoient auparavant en elles-mêmes les alimens qu'il prenoit. Ainſi
cet homme n'étant plus ménagé que par dès
cauſes étrangeres , eu égard à ſa premiere
nature ; il faut que les propriétez corporelles qu'il avoit auparavant , le quittent &
l'abandonnent ; & que celles du Chien enragé en prennent la place. D'où il eſt clair
que les inclinations & les averſions des Bêtes, quelques diverſifiées qu'elles ſoient ,
viennent de laNature particuliere de la ſéve,
ou de l'humide radical , qui les engendre
& qui y domine ; aprés avoir fait de ſa propre
ſubſtance la merveilleuſe conſtruction de
leurs parties, & diſpoſé le mouvement de
leurs humeurs, les filtrations, & les mêlan-
ges qui s'en font. Toutes les actions des
Bêtes, leurs déſirs, leurs volontez & leurs
penſées ſont donc les éfets de quantité de
cauſes qui vont de productions en productions, ajoûtant ainſi qualitez ſur qualitez :
d'où reſultent des propriétez que l'eſprit humain ne ſçauroit comprendre n'y prévoir
autrément que par les éfets que ces propriétez font éclore , comme leurs propres
fruits.

DE L'ORDRE EN GENERAL
que tient la Nature dans la production de ses éfets.

DE là comme d'un ordre constant de la Nature, qui se voit encore sensiblement dans les boutons des Arbres ; en ce que ces boutons croissent d'année en année, jusqu'à ce qu'ils ayent aquis les qualitez de bourgeons qui poussent ensuite des fleurs & des fruits en leurs temps : de là, dis-je, il paroît que dans les Animaux l'humide radical comme la séve dans les Plantes, s'occupe d'abord à se tourner en certaines constructions; qu'il accumule insensiblement parties sur parties ; qu'il acheve & fortifie les fibres, les membranes & les vaisseaux, & les unit pour en faire des organes qui deviennent avec le temps capables des fonctions que la Nature leur accorde. C'est de cet artifice dont elle se sert pour faire peu à peu les organes de la vûë, de l'oüie, de l'odorat, du goût & de l'attouchement ; lesquels deviennent enfin propres à executer les actions & les diverses sensations qui en naissent ; comme il arrive aux bourgeons des Arbres, qui enfin aménent leurs fruits.

Ainsi quoy que l'humide radical n'ait point de luy-même en ses commencemens les propriétez des sens comme de voir, d'entendre de flairer, de goût & de sentir, il les aquiert pourtant à la faveur de ce qu'il édifie; du mouvement des humeurs qu'il y établit ; des propriétez qui resultent de châque chose; & du concours de toutes ces propriétez, qui engendrent ensemble,& unanimément celles de voir, d'entendre de flairer,&c. Comme donc la Vie ne s'introduit point autrement dans tout le corps des Animaux, que dans un de ses organes; & qu'elle consiste seulement dans toutes les actions du corps, il faut néceffairement qu'elle ne soit que modes ou façons d'être, de même que la Mort qui est l'évanoüiffement de toutes ces actions, & n'est que modifications, contraires à celles de la Vie. La Vie & la Mort ne different donc, que par des modes ou façons d'être dans un même sujet; ainsi elles doivent être néceffairement la même chose, ou le même corps; tout cóme le mouvement & le repos d'une pierre sont la

même

même pierre, ou comme le tournoyement
d'un moulin, n'est que le moulin : ses materiaux restant toûjours les mêmes, qu'il
tourne ou qu'il ne tourne pas.

NOS MOEURS VIENNENT DE
la Nature ; les Mœurs des Payens en sont
une raison sensible.

CE qu'on a dit, porte à croire, que les
Mœurs de l'homme viennent de mê-
me de l'humide radical, qui fait toute la nature de son corps, comme il fait celle des
Bêtes. Cet humide radical est donc le siége & la cause immediate de ses passions,
le fond corrompu de son cœur, & la source du mal qu'il fait ; à moins que la grace du saint Esprit, que Dieu distribuë suf-
fisament à tous les hommes, ne le tourne
tout-à-fait au bien. C'est ce même principe ou son tempérament qui fait pencher
son esprit, & qui l'incline vers sa pente,
luy faisant vouloir souvent des choses contre son devoir, contre son jugement & contre sa conscience. Saint Paul l'enseigne
assez, quand il dit : *Je fais le mal que je*

ne voudrois point faire, & je ne fais point le bien que je voudrois faire. Ovide auſſi l'avoit bien vû ; puiſqu'il fait dire à Medée, *Video meliora probóque, deteriora ſequor :* D'où il eſt clair, que la volonté eſt le penchant de nôtre nature ; & qu'ainſi elle eſt l'éfet d'une infinité de cauſes, & non d'une ſeule, comme on ſe l'imagine ; puiſque ce penchant force & entraîne l'eſprit, & le ſoûmet tellement à ſes loix, qu'il le contraint ſouvent bon gré mal-gré de le ſuivre contre ſa propre conſcience. Cela eſt évident, à conſiderer un yvrogne qui eſt d'ailleurs impudique ; car il ſçait bien que l'yvrognerie & l'impudicité ſont des crimes : mais il y trouve tant d'attraits & de ſi grands charmes, qu'il les commet avec plaiſir. D'où il ſuit que ce n'eſt pas tant la perſuaſion de la verité, qui le dé-termine à agir, que les paſſions préſentes du cœur, le tour de ſa nature & l'inclina-tion qu'il a déja, ou qu'il aquiert par des habitudes. Si l'on en doute, je demande-rois volontiers quel autre principe il peut y avoir des actions de l'homme ; & pour-quoy le Payen, le Juif, le Chrétien & le

Mahometan, dont les opinions font fi differentes fur la maniere de fervir Dieu, &
de vivre felon les loix de la bien-feance,
fe copient & fe reffemblent fi fort les uns
les autres, qu'on diroit qu'ils font tous de
la même croyance, s'il étoit vray que leur
croyance puft abfolument diriger leurs
mœurs & leurs actions : car ils font tous
également portez à l'avarice, à l'ambition,
à l'envie, au défir de fe vanger, à la haine,
à la colere ; en un mot à tous les vices &
à toutes les Vertus qui peuvent fatisfaire
leurs paffions. Il eft donc vray-femblable,
s'il n'eft pas certain, que les paffions & les
penchans de l'homme, de quelque opinion
qu'il foit imbu, viennent de fon temperament, comme d'un fond propre à les produire ; & que les fentimens Philofophiques
& Théologiques, où il eft, ne portent fur
fa complexion, que peu ou point d'influan-
ce, capable de la réprimer ou de la faire
aller un meilleur train. Auffi la Nature
aplique ces caracteres affez également dans
le cœur de l'homme, nonobftant la difference de fes opinions ; & l'experience aprend
qu'il les fuit avec beaucoup d'acord. L'on

voit donc que l'opinion ne change guére les mœurs on les tempéramens ; & que ce n'eſt preſque point ſon caractere de les bien ou mal diriger. En éfet, ſi un yvrogne ne dérobe pas , ce n'eſt point la crainte des jugemens de Dieu qui l'en empêche ; car ſi cela étoit , il s'abſtiendroit de boire comme de dérober. Puis donc qu'il ne le fait pas , il eſt à croire que s'il ne dérobe point, c'eſt qu'il n'y trouve pas d'attraits , & que ſon tempérament ne l'y porte pas , ou qu'il craint l'infamie & le ſuplice , à quoy il eſt plus ſenſible qu'aux douceurs qu'il tireroit du larcin.

LES BONNES ET LES MAU-vaiſes habitudes ſont la même choſe , ſi l'on s'en tient aux principes du Scep-tiſme.

SI donc les Mœurs & les actions de l'homme , bonnes ou mauvaiſes , naiſſent de ſa Nature , & qu'elles n'ayent point d'autre origine , comme ſe l'imaginent les Sceptiques : il faut dire qu'elles ne ſont que l'enchainement d'une infinité de modes , que subit l'humide radical , tant par la conſtruction qu'il fait , des parties ſolides du corps , que par la Nature & le mouvement des liqueurs qu'il établit & qu'il engendre de même de ſa propre ſubſtance. D'où il ſuit que l'humide radical , qui eſt ainſi le premier principe du corps de l'homme , & qui en fait les parties & les humeurs , eſt capable de toute ſorte de flexions ; puiſqu'il y produit tant de choſes differentes & ſi mêlées. Il peut donc prendre , comme il ſe voit clairement par les Hydrophobiques , des tours & des penchans qui deviennent les auteurs de toutes ſes actions , du Vice & de la Vertu , des bonnes & des mauvaiſes Mœurs. C'eſt ainſi qu'un homme qui n'a guére bû de vin dans ſa vie , contracte inſenſiblement l'envie de boire beaucoup , en fréquentant des yvrognes ; ce qui ſe fait , parce que le vin luy enracine de plus en plus le déſir de boire , donnant à ſa nature le branle , qui l'a fait pencher de ce côté-là , & qui l'emporte ſur toutes ſes autres paſſions.

Si un homme naturellement chaſte devient débauché , à voir des gens adonnez à l'impudicité; c'est parce que les parties qui servent à la génération, de foibles & refroidies qu'elles étoient auparavant, deviennent plus fensibles & plus échaufées par l'exercice, & qu'elles engendrent une femence plus vive & plus abondante; donnant par-là plus de fensibilité & de plaifir qu'il n'en auroit eu fans cela. Les mauvaifes habitudes qu'on contracte, & qu'il eft fi difficile de déraciner; parce qu'elles fôt enfoncées & fi dominantes dans la nature de l'homme, qu'elles le ménagent entierement, viennent donc des inflections que peut fubir fa nature : d'où il paroît que nos actions naiffent toutes du tempérament, à moins que la grace n'y intervienne, qu'elle n'en détourne ce qu'il y a de mauvais, & qu'elle ne le range à fon devoir. Les habitudes confiftent donc dans le tour & le penchant de la complexion; & ce tour fait ordinairement ceder la place aux caufes qui luy font contraires, & les emporte comme un torrent, qui entraîne tout vers fa pente. Ce qui aprend que les Mœurs, les paffions, les penchans & les habitudes de l'homme, viennent de la même fource, du

même tempérament ou de la même substance, qui se modifie différament. En éfet
selon les principes du Sceptisme, que les
bonnes inclinations mortifient les mauvaises, ou que les mauvaises fassent éclipser
les bonnes ; elles ne différent pas plus les
unes les autres du même sujet, que le mouvement de l'aiguïlle d'une montre, qui marque les heures bien ou mal, differe de l'aiguïlle. Ainsi les bonnes & les mauvaises
Mœurs, qu'elles se succedent les unes aux
autres, ou qu'elles soient éteintes par la
mort, ne différent qu'en aparance, & ne
font au fond qu'une seule & même chose,
ou que le même corps.

LE PROPRE DE LA THEOLOGIE
est de soûmettre la Philosophie à ses Loix.

VOus voyez, Monsieur, que cette Philosophie parle seulement de la Vie &
de la Mort naturelles, sans pousser ses vûës
jusqu'à la Vie & à la Mort spirituelles, qui
au sortir de ce monde, dureront éternel-
lement, pour être la récompense de ceux
qui auront fait bien ou mal. Cependant

ne vous femble-t'il point, que fi cette même Philofophie, qui épluche les chofes fi
fcrupuleufement felon les feules régles de
la raifon naturelle; qui les tourne de tous
les côtez, & les fuit dans tous les récoins,
fans en faire aucun jugement, s'introdui-
foit aux apartemens de la Théologie, fur
ce que ces deux Sciences ne font point
encore convenuës de leurs limites, elle y
cauferoit du defordre capable de boulver-
fer fes plus affûrez fondemens : Mais ne
l'apréhendez pas; car quand elle a ofé y
paroître, & qu'elle s'eft mife en devoir d'en
manier les préceptes, de les embroüiller felon fa méthode, & de faire perdre la droi-
ture des idées que nous en avons, elle n'a
jamais pouffé loin fes attaques ni fes vaines récherches. Car cette Divine Science
les a toûjours términées avec avantage, &
n'a point manqué de la réduire au filence; luy rémontrant que toutes fes raifons
& fes démonftrations les plus évidentes,
ne concluent rien contr'elle, & ne font
de fon propre aveu même, d'aucun poids,
dans l'ordre naturel où elle les débite : car
quand elle les employe pour luy faire guer-
guerre,

re, comme elle fait à toutes les autres Sciences, elle les réjette incontinent, comme raisons douteuses & incertaines; le principal de ses principes étant d'oposer à toute sorte de conclusions, une autre conclusion de même poids & d'égale consequence, dont ensuite elle ne fait plus de cas. Ainsi la Théologie luy oposant la force de ses raisons toutes Celestes & toûjours triomphantes, luy fait mettre bas les armes en le moment; la chasse de ses retranchemens avec une superiorité sans égale, & la couvre de confusion & de honte. C'est de cette sorte que cette orgueïlleuse se rétire & se cache, sans plus oser luy livrer de combats, comme elle fait à toutes les autres Sciences, tant elle est inquiete, toûjours dans le doute, toûjours indeterminée, & toûjours dans la suspension de son jugement. En éfet il est de cette Philosophie de faire comprendre que toutes les choses de ce monde ne sont pas tant ce qu'elles semblent être, que ce qu'elles sont effectivement; comme il paroît par les sentimens différens que nous avons des mêmes choses. Si donc elle affirme ou qu'elle nie quelque chose dans

ſes diſcours, elle n'entend alors rien ſigni-
fier , ſinon que la choſe luy ſemble être
ou n'être pas de la ſorte. Cependant elle
aprouve tous les ſentimens que nous avons,
& n'en nie aucun : car ſi l'on a chaud ou
froid, faim ou ſoif, elle ne doute point que
nous n'ayons ces ſentimens. Mais ce qu'-
elle révoque en doute , & contre-quoy elle
ne ceſſe point de diſputer, c'eſt l'explica-
tion qu'on donne de la maniere que ces
choſes-là ſe font : car elle prend là-deſſus
toutes ſes précautions , pour n'affirmer &
ne nier rien ; apréhendant de ſe méconter,
& de prendre un menſonge pour la verité , ou la verité pour un menſonge ; ce qu'-
elle eſtime être fort indigne d'un Phyſicien,
& de tous ceux qui récherchent la verité.
Mais, Monſieur, je ſçay que j'écris à
un Théologien qui connoît préſentement
mieux que je ne fais, les défauts de la Philoſophie Sceptique, & qui voit aſſez qu'elle
ne ſçauroit porter que de faux coups à la
Théologie ; puiſque cette Divine Science
ne tire ſes raiſons que de la parole de Dieu,
qui engendre dans nos cœurs une perſua-
tion & une Foy vive ſans évidence ; au lieu

que l'autre tire les siennes de la Nature seulement, qui produisent en l'esprit une persuasion à la verité ; mais qui est accompagnée d'idées claires & distinctes. Comme donc il ne peut y avoir de proportion entre ces deux Sciences, & que les raisons évidentes de la Philosophie ne peuvent rien conclure contre celles de la Théologie ; parce que les raisons de cette derniere Science sont d'un ordre superieur à la Nature, je seray bien aise à mon tour que vous m'en apreniez encore tout le foible. C'est la grace que j'atens de vous : car avant de vous envoyer cette Réponse, nous sommes convenus que vous me donnerez de bonnes instructions, pour me faire connoître que cette Philosophie n'est guére que vanité. En éfet ses principes sont si chancelans & si incertains, qu'elle sçait peu à quoy se tenir, enseignant que la verité ne se peut connoître ; parce que si l'on veut examiner les causes des éfets de la Nature, l'on tombe dans un abîme qui n'a ny fond ny rive, & où l'esprit ne voit goute ; soit qu'il considere le nombre innombrable des causes qui les accompagnent, soit qu'il donne son attention à celles qui les précedent.

Ce que je trouve encore, Monsieur, d'assez singulier dans la Philosophie Sceptique, c'est qu'elle s'imagine que ceux qui en professent d'une autre espece, où ils reçoivent divers axiomes ou veritez éternelles, ne doivent pas croire en sçavoir d'avantage, s'ils y regardent de prés; à moins qu'ils ne s'exposent à prendre des imaginations pour des veritez, des chymeres & des illusions pour quelque chose de réel. Je vous conseillerois donc de vous tenir sur vos gardes, quand vous écrirez contre le Sceptisme, comme j'aprends que vous en avez le dessein : car un Sceptique qui s'y entendra, trouvera des détours qui vous feront sentir, s'il ne vous le persuade pas, que vous pouvez ignorer de la Nature, ce que vous en croyez le mieux sçavoir. Si donc il vous semble que la Vie & la Mort sont essentiellement differentes, il luy semble aussi qu'elles ne le sont qu'en aparances. Ainsi toute vôtre contestation roulera sûr ce que vous assûrez que la Vie & la Mort sont quelque chose de réel & d'exis

tent

sent par soy-même ;& le Sceptique avant
de donner les mains à vôtre assertion
fouillera dans toute la Nature pour y
trouver des raports, qui éludent vos conclusions; puis ne trouvant que matiere à
douter, & voyant qu'il est aussi probable
que la Vie & la Mort sont aussi-tôt des modifications que des réalitez, il demeurera
en suspens & ne déterminera rien. C'est
ainsi qu'aprés s'être bien donné de la peine dans ses récherches, & avoir rendu la
chose douteuse & problematique, il laisse
la liberté, comme il la prend luy-même,
d'en croire ce qu'on voudra ; car il n'a
pour but que de prouver par ses raisons
l'incertitude & l'incompréhensibilité de
toutes choses. D'où vous voyez que les choses de la Nature sont assez difficiles à déterminer, à moins qu'on ne soit guidé par
une Autorité infaillible, par cette Intelligence infinie, dont nous sommes assurez
de l'existence par la Foy.

Lorsque j'ay commencé à vous écrire,
j'avois seulement en vûë d'éclaircir en peu
de mots vôtre difficulté. Si je n'ay pas
exécuté mon dessein, c'est que j'oubliay
M in.

[illegible] ce que j'avois projetté; & que j'ay suivi mes pensées à peu prés comme les cartes se suivent au jeu de Lansquenet: C'est pour cela que cet Ecrit a tellement grossi, que vous n'aurez peut-être pas la patience de le lire. Vous pourriez pourtant n'être pas surpris de ce que ma Réponse est si longue, vû le sujet que vous m'en avez donné. Il comprend tout; car une bagatelle, ou la moindre particule de la Nature, renferme tout ce qu'elle a d'essentiel, & est propre aux changemens des autres. Je me suis pris à la faire à peu prés comme un Prédicateur qui monteroit en Chaire sans être préparé; qui commenceroit son Sermon par la premiere pensée qui luy viendroit, qui le continuéroit par celles que le hazard luy présente, & qui passeroit d'un sujet à l'autre sans autre raison, sinon que les pensées luy sont ainsi venuës à la file, les unes aprés les autres. Ce Prédicateur, qui songe à finir son Sermon à propos, ne le finit pas, quand il veut: de-là vient qu'il bat la campagne; qu'il fronde sur l'Heré-fie; qu'il se j'ette sur d'autres lieux communs, où il ne manque point de trouver

parmi ces broſſailles un ombre de ſentier
par où il échape , qui le débaraſſe & le
tire d'affaire bien ou mal , aprés avoir rempli deux heures , au lieu d'une heure que
devoit durer ſon Sermon. J'ay fait de même ; j'ay écrit les choſes comme elles me
venoient en l'eſprit, ſans y obſerver d'autre ordre : ainſi vous y devez trouver tout
confus , mal conçû & mal digeré ; je n'ay
pû le faire autrement ; je ne ſçay même
encore comment ni par quel endroit je
finiray , & je ne ſçay pas mieux la raiſon
pourquoy je ne continuë pas ma Réponſe ;
Car je n'en ay point d'autre que celle que
je ſuis las d'écrire ; puiſque la matiere ne
manque point , non plus que le tour des
penſées , qui eſt auſſi inépuiſable que les
Lettres de l'Alphabet , pour exprimer ce
que l'on veut. Comme vous écrivez contre le Sceptiſme , il eſt à eſperer que vous
changerez les explications qu'il donne des
éfets de la Nature , que vous nous en donnerez des idées claires & diſtinctes , & que
vous nous tirerez de l'incertitude, où cette
Philoſophie jette naturellement l'eſprit.
Je ſuis , &c.

F I N.

Achevé d'imprimer pour la
premiere fois, le cinquiéme May
mil sept cens quatorze.